AF463751

DE

LA THORACENTÈSE

DANS LA

PLEURÉSIE FRANCHE

PAR

S[t].-A. TROUSSAINT,

Docteur en médecine de la Faculté de Paris,
Médecin stagiaire au Val-de-Grâce.

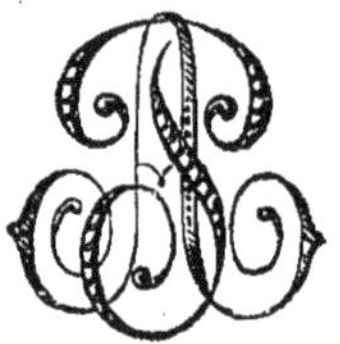

PARIS

A. PARENT, IMPRIMEUR DE LA FACULTÉ DE MÉDECINE
RUE MONSIEUR-LE-PRINCE, 29-31

1878

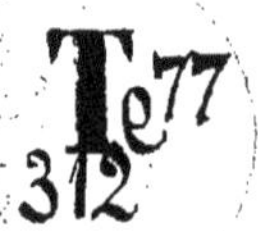

DE

LA THORACENTÈSE

DANS LA

PLEURÉSIE FRANCHE

PAR

S[t].-A. TROUSSAINT,
Docteur en médecine de la Faculté de Paris,
Médecin stagiaire au Val-de-Grâce.

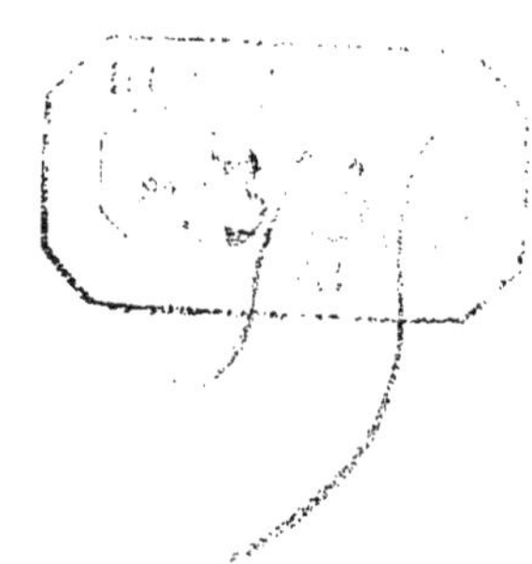

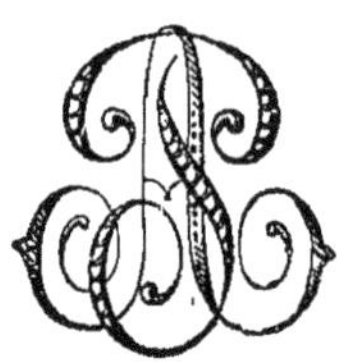

PARIS
A. PARENT, IMPRIMEUR DE LA FACULTÉ DE MÉDECINE
RUE MONSIEUR-LE-PRINCE, 29-31

1878

A MA FAMILLE

A MES AMIS

A MON PREMIER MAITRE

M. LE PROFESSEUR DESGRANGES

Témoignage de respectueuse reconnaissance.

A MON PRÉSIDENT DE THÈSE

M. LE PROFESSEUR CHARCOT

A M. LE DOCTEUR BROUARDEL

Professeur agrégé à la Faculté de médecine.

Remerciements sincères.

DE

LA THORACENTÈSE

DANS LA PLEURÉSIE FRANCHE

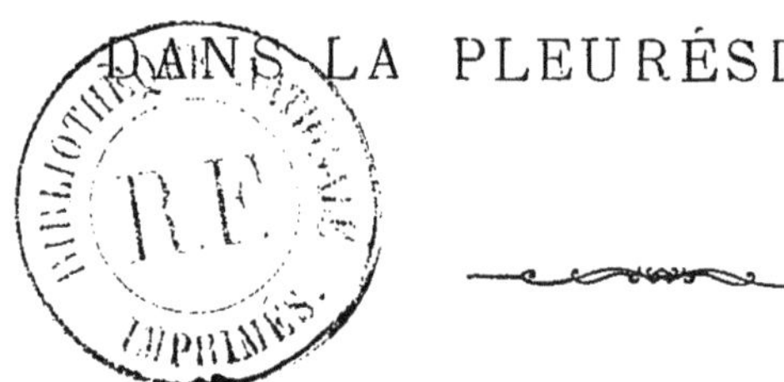

INTRODUCTION.

Nombre de voix plus autorisées que la nôtre ont discuté la question qui nous occupe. Bien des noms célèbres ont illustré l'histoire d'une opération qui éprouva tant de difficultés à prendre rang dans la science malgré son importance et son utilité. Aussi n'est-ce point pour en démontrer la nécessité que nous en avons fait choix pour notre thèse inaugurale; mais bien pour nous rendre compte si les accusations dirigées contre elle dans ces derniers temps étaient bien réellement fondées.

Du jour où Trousseau posa nettement les indications de la thoracentèse aucun praticien ne put les nier. Elle fut admise. Mais beaucoup la considérèrent et l'envisagent encore comme une opération d'urgence, un agent palliatif, jamais curatif et même dangereux.

Depuis que la thérapeutique s'est enrichie de ce moyen de traitement des épanchements pleurétiques, a-t-on dit, la mortalité est plus considérable que par l'emploi des agents purement médicaux. Jusqu'à quel point cette affirmation est-elle exacte? Pour ce qui est de la pleurésie franche nous croyons être à même d'y répondre victorieusement.

D'un autre côté, qu'elle part faut-il faire dans cette accusation à la connaissance actuellement plus approfondie du diagnostic des épanchements pleurétiques?

Quelle importance doit-on attacher à la façon dont la méthode a été appliquée, dont les instruments ont été maniés? Ces questions méritent un développement qui ne rentre pas dans le cadre que nous nous sommes proposé. Nous les posons en passant. Ce que nous voulons prouver aujourd'hui c'est la parfaite inocuité de la thoracentèse employée à temps dans les pleurésies franches. Nous voulons démontrer que dans ces circonstances elle est mieux qu'une opération d'urgence, comme on l'a dit; elle constitue un moyen de guérison très-actif en dehors de tout adjuvant médical. Nous ne prétendons point pour cela établir une règle générale, car nous n'ignorons pas que c'est au malade et non à la maladie que s'adresse la médication, et que de même qu'il ne saurait exister d'affections se présentant toujours sous des aspects identiques, de même il est impossible d'établir de formule thérapeutique ayant une application uniforme.

A ceux qui s'étonneraient de nous voir soulever encore une question tant de fois débattue, nous demanderons si les nombreuses communications du même genre faites à l'Académie de médecine, à la Société médicale des hôpitaux..., etc., si les statistiques à l'appui ont entraîné toutes les convictions. Certainement non. Nous ne nous en étonnons point. Galilée ne parvint pas du premier jour à convaincre les savants ses contemporains qu'ils tournaient autour du soleil alors qu'ils étaient persuadés du contraire. C'est à force de preuves, à force de chiffres, en reprenant le sujet sous des jours différents que l'on arrivera à persuader et à rallier les incrédules.

Tel a été notre but dans ce travail, et en le soumettant à la bienveillante appréciation de nos juges nous n'avons pas voulu faire une œuvre nouvelle, mais apporter une preuve de plus à la cause que nous soutenons.

Nous examinerons donc successivement les diverses opinions sur la thoracentèse dans les épanchements simples de la plèvre.

Nous passerons ensuite en revue les indications et les contre-indications de l'opération en les analysant.

Nous présenterons en troisième lieu quelques observations inédites : celles que nous avons recueillies et dont nous avons fait une statistique. Nous joindrons à cette dernière celles déjà publiées et nous en tirerons les conclusions données par les chiffres.

Qu'il nous soit permis de remercier ici M. le Dr Brouardel, professeur agrégé à la Faculté de médecine, de ses bons conseils et de l'affabilité avec laquelle il a toujours accueilli tous ceux qui les lui ont demandés.

CHAPITRE PREMIER.

Aussi imparfaite autrefois dans ses indications que dans son manuel opératoire, la thoracentèse ne présente d'intérêt réel, au point de vue où nous nous plaçons, que du jour où les motifs qui en décidèrent l'emploi ne la firent plus considérer comme une hardiesse autorisée par la gravité seule des circonstances.

C'est à partir de 1844 que Trousseau publia ses premiers travaux sur cette question, et c'est à lui que revient l'honneur d'en avoir fait en France un mode de traitement de la pleurésie.

Avant lui Laënnec, substituant par ses grandes découvertes à la confusion de symptômes des affections pulmonaires les éléments précis de diagnostic, posa les indication de la paracentèse de la poitrine. Il ne la conseilla que comm ressource extrême dans les pleurésies aiguës avec menace de suffocation, et aussi dans les épanchements chronique alors que que tout autre médication avait échoué. N croyant pas, malgré son grand génie, pouvoir renier complètement les opinions de ses devanciers et de ses contemporains, il ajoutait que « l'opération de l'empyème est rarement suivie de succès,» enlevant d'une main, comme dit Trousseau, ce qu'il accordait de l'autre.

Chronologiquement les Allemands furent les premiers à considérer la ponction comme un moyen de guérison radicale des épanchements pleurétiques. Becker, Schuh, Skoda, y donnèrent une grande impulsion. De leur côté les cliniciens anglais réagissant contre les idées de Hope, de Stockes et de Watson, émises en 1835, employèrent le moyens chirurgicaux dans la pleurésie. Parurent alors les travaux d'Hamilton, Roë et de Hughes. Une statistique de Frédéric Bird, communiquée à la Société médicale de Westminster, en 1843, affirme la possibilité d'un succès révoqué en doute jusqu'alors.

En France, c'est à dater de 1844 que l'étude plus approfondie des faits et des résultats fit justice de l'hypothèse et établit la thoracentèse dans le domaine de la thérapeutique. Des cas de mort subite, observés dans une affection que l'on croyait avec Louis n'être jamais mortelle ,et par suite en aucun cas justifiable de moyens chirurgicaux pouvant sauver la vie du malade, émurent les praticiens. Dans la crainte de faits semblables on s'empressa de ponctionner. Enhardi par l'exemple et les succès de Trousseau on en vint à le faire d'une façon courante. De par sa longue pratique le célèbre clinicien concluait à l'inocuité de ce mode de traitement et à ses heureux effets dans les pleurésies simples. Il se fondait sur la lenteur de résorption du liquide épanché dans la plèvre, l'épanchement d'abord séreux pouvant devenir purulent; sur ce que : « en raison de sa durée la pleurésie devient de moins en moins curable, le poumon contractant des adhérences qui l'empêchent de reprendre sa place dans la cavité thoracique et de remplir les fonctions dont il est chargé. » Discutant dans ses leçons cliniques l'opportunité de la ponction, il insiste sur la valeur du symptôme dyspnée dont on ne doit pas attendre la manifestation pour opérer. Par une heureuse comparaison entre les épanchements pleuraux et les collections purulentes il montre l'importance d'une pratique en quelque sorte hâtive, car : « de même, dit-il, que pour faire cesser l'inflammation occasionnée par la présence du pus ouvrir l'abcès est le meilleur moyen, de même pour éteindre la phlegmasie causée par l'épanchement pleural, le meilleur moyen est de débarrasser le plus rapidement possible la plèvre du liquide cause des accidents. » (1)

Comme on le voit, Trousseau, sans préciser l'époque de l'intervention chirurgicale, était d'avis d'enlever le liquide le plus rapidement possible. Il le conseillait dans les cas d'épanchement évalué à deux litres augmentant après dix ours de traitement par les moyens ordinaires, et aussi dans les épanchement excessifs occupant toute la poitrine et déplaçant le cœur et les organes abdominaux. Il ne parle pas de l'influence que peut avoir l'époque de l'opération à dater du début de la maladie sur la reproduction de l'épanchement.

Continuateur de cette œuvre, Béhier y apporta la contribution de ses recherches et de son grand sens clinique. De son vivant bien des travaux furent faits, publiés à des époques rapprochées les unes des autres et souvent en même temps. Et c'est de 1868 à nos jours que les plus importantes communications eurent lieu sur cette question.

Dans son *Traité clinique des maladies des voies respiratoires*, Woillez émettait cette opinion qu'en dehors des cas de nécessité, il n'y avait pas d'indications de ponctionner la poitrine pour des épanchements de médiocre importance.

Considérant la percussion et l'auscultation comme des juges imparfaits de l'opportunité de la ponction, il fit du cyrtomètre le seul instrument diagnostique précis de l'évolution des épanchements pleuraux. L'expérience a fait justice de ce que la méthode avait de trop exclusif et montre

(1) Trousseau, cliniq. médic., t. I, p. 820.

que le liquide pouvait augmenter sans que la mensuration le dénotât. Quoi qu'il en soit, les conclusions de Woillez étaient celle-ci : « En règle générale, tout épanchement qui fait des progrès rapides peut être opéré du quinzième au vingtième jour. »

« Il faut opérer tout épanchement qui, à partir du vingt au vingt-cinquième jour, continue à faire des progrès croissants..... »

« Tout épanchement abondant, vu pour la première fois après vingt ou vingt-cinq jours de durée, ne doit, hors les casd'urgence, être évacué qu'après s'être assuré pendant un ou deux jours d'observation qu'il y a ou progrès ou état stationnaire. »

Comme on le voit, l'auteur, dans la majoritédes cas, laissait à la nature le soin de réparer les désordres, et comptant sur l'absorption possible du liquide, même après vingt-cinq jours, il faisait abstraction de la difficulté de plus en plus grande que celui-ci devait avoir à disparaître à mesure qu'il vieillissait davantage. Cela sans préjudice d'autres accidents tels que la transformation purulente de l'épanchement.

Telles n'étaient pas les idées de Béhier. Dans une clinique faite à l'Hôtel-Dieu en 1872 : « Je crois, dit-il, qu'il doit être utile de pratiquer la thoracentèse, même dans les petits épanchements, à partir du huitième ou du neuvième jour après l'invasion. » Il élevait donc la paracentèse de la poitrine à la hauteur des autres moyens thérapeutiques employés alors et la leur préférait. Ses raisons étaient bonnes. Étant donnée la longueur du travail de résorption d'un épanchement datant de vingt à vingt-cinq jours, pourquoi attendre cette époque ? Alors même que la pleurésie devrait guérir par des moyens plus ou moins tardifs dans leurs effets, n'est-ce pas rendre un grand service au malade que d'en employer un plus rapide et sans danger pour lui ? Il était d'avis cependant d'attendre que le mouvement phlegmasique fût tombé. En 1869, Dupré, de Montpellier, présenta à l'Académie de médecine son travail sur *la ponction dans les épanchements pleuraux.* Il considère la thoracentèse comme souveraine dans les épanchements primitifs idiopathiques, et donne à l'appui une statistique de 76 cas, d'où il résulte que « il faut pratiquer la thoracentèse immédiatement dans les épanchements qui ont plus de quinze jours de date, surtout ceux qui siégent à gauche et qui occupent toute la cavité pleurale. »

« Dans ceux qui se forment sous les yeux de l'observateur, il ne faut y recourir qu'après le dixième jour et s'ils occupent au moins les deux tiers de la cavité pleurale.

Nous sommes loin des conclusions de Woillez.

M. Moutard-Martin fit faire un grand pas de plus au sujet qui nous occupe, en détruisant l'opinion généralement admise que la ponction faite avant la fin de la période inflammatoire favorise la reproduction de l'épanchement et sa transformation purulente. Il prouva par des chiffres capables de défier toute objection, que si l'on opère à une date trop rapprochée du début, non-seulement le liquide ne se reproduit pas, mais ne devient jamais purulent. Nous relaterons du reste, plus loin, les résultats de ces observations dignes de remarque à tous égards.

Les Anglais semblent s'être rangés à cet avis, l'on en trouve la preuve dans une clinique de Murchison faite à l'hôpital de Middlesex (1). Il y reconnaît tous les services que peut rendre la ponction même dans la période aiguë de

(1) Lancet, 1870.

la pleurésie, à condition toutefois que l'on ne cherche pas à extraire la totalité du liquide et qu'on empêche l'entrée de l'air.

Un élève de Béhier, M. Castiaux, dans une lettre adressée à son maître (1), sous le couvert de la *Gazette hebdomadaire*, va beaucoup plus loin dans ce même ordre d'idées. Il arrive à réprouver toute méthode de traitement autre que la thoracentèse et à vouloir la pratiquer « aussitôt la présence du liquide constatée, quelle qu'en soit la quantité, sans jamais laisser aux vésicatoires le soin de le faire disparaître. » C'est là trancher bien nettement la question, rompre brusquement avec un long passé et partant s'exposer à ne pas convaincre les partisans du traitement purement médical. Car il ne s'ensuit pas de ce que la ponction assure le succès dans la majorité des cas qu'il faille rejeter d'une façon aussi absolue les révulsifs et les diurétiques. En niant à ceux-ci une efficacité, moins grande il est vrai que celle des moyens chirurgicaux, mais qui n'en est pas moins réelle, c'est condamner les pratiques anciennes et encore actuelles dans bien des cas, et par suite ceux qui en usaient. Il est juste, d'ailleurs, de reconnaître qu'il n'est aucun des auteurs qui ont écrit sur la question qui ait suivi cette voie et adopté cette manière de voir.

Nous arrivons à cette phase importante de l'histoire de notre sujet où l'ingénieuse application des principes de physique à la ponction de la poitrine vient soulever bien des difficultés en donnant aux praticiens plus de sécurité, partant plus de confiance dans son emploi. Avec le trocart et la baudruche de Reybard on redoutait encore l'entrée de l'air dans la poitrine, et ce grave accident suffisait à autoriser les hésitations. Les instruments capillaires de Blachez,

(1) Gaz. hebd., 1872.

tout en parant à ce grand inconvénient, avaient le défaut d'exiger un temps trop long pour l'écoulement du liquide et de ne pouvoir suffire à tous les cas. Ils laissaient encore prise à la critique en raison de la durée de l'écoulement et la fatigue causée aux malades. Lorsqu'en 1869 M. Gubler présenta à l'Acadcmie de médecine l'aspirateur de M. Dieulafoy, chacun reconnut que c'était le seul appareil remplissant toutes les données du problème. Nous passons sous silence les nombreuses tentatives faites pour étouffer à sa naissance cette création nouvelle. Son innovateur en a trop éloquemment plaidé la cause pour qu'il ne reste rien à ajouter après lui. Aussi bien est-ce là une question secondaire pour nous. Les conclusions de l'auteur faisant le but principal de notre travail, nous les reproduisons d'ailleurs tout au long à la fin du chapitre.

Peu de temps après l'application de l'aspirateur à la guérison des épanchements pleuraux on en reconnaissait déjà les bienfaits. Dans une clinique datée de 1871 (1), après avoir cité des faits à l'appui, M. le Dr Constantin Paul n'admettait pas qu'il fût possible d'établir de comparaison entre ce mode de traitement et les révulsifs. D'un côté une ponction inoffensive qui fait cesser immédiatement la dyspnée et la fièvre, ramène le sommeil et l'appétit ; de l'autre des moyens qui exigent un temps fort long pour obtenir la résolution de 1,500, 2.000, 3,000, 5'000 gr. de liquide. Or, c'est précisément là que l'aspirateur est le plus efficace. Il était pour la ponction hâtive dès le dixième jour. Son opinion fut corroborée par d'autres.

M. le professeur Potain (2), inventeur lui-même d'un appareil à aspiration, proclame en 1872 l'innocuité parfaite

(1) Gazette des hôpitaux, 1871.
(2) Gazette des hôpitaux, 1872.

de la ponction et insiste sur l'importance d'évacuer de bonne heure le liquide de la plèvre : alors la durée de la maladie est bien moindre, et dans les épanchements dont la résolution, d'abord rapide sous l'influence d'un traitement médical, s'arrête tout à coup et reste stationnaire, on a beau ponctionner, le liquide se reproduit toujours en égale quantité. Il en donne pour raison que le vide produit par l'aspiration dans la cavité pleurale joue le rôle d'une grande ventouse favorisant le travail d'exhalation de la sérosité à travers les vaisseaux.

A la même époque M. le Dr Brouardel, dans une communication à la Société médicale des hôpitaux (1) apporte un argument de plus à cette manière de voir. Décrivant la pneumonie interstitielle qui accompagne la pleurésie, il montre que par le fait même de ce processus morbide, le poumon peut être enveloppé au bout de deux ou trois semaines d'une véritable carapace de fausses membranes ayant tous les caractères du tissu inodulaire, c'est-à-dire rétractile. On comprend tous les dangers que peut causer un pareil état de choses si on laisse à la maladie le temps de l'établir. Aussi pense-t-il qu'il faut débarrasser la plèvre le plus vite possible, estimant qu'après dix jours ou douze jours le liquide se reproduirait chaque fois plus chargé de leucocythes. Il ne peut préciser nettement le moment où le travail de prolifération commence, les autopsies qu'il a faites lui ayant montré l'existence de fausses membranes au quinzième jour du début de la maladie.

Après une analyse critique du traité de l'aspiration de M. le Dr Dieulafoy (2), datée de 1873, M. le Dr Libermann termine ainsi : La thoracentèse doit être pratiquée :

(1) Gaz. des hôp., 1872.
(2) Recueil de médecine et de chirurgie militaires, 1873.

« Dans tout épanchement considérable avec ou sans menace de suffocation, parce qu'il faut éviter la compression trop étendue du poumon qui pourrait se carnifier et ne plus revenir sur lui-même, si l'on attendait trop longtemps dans ces conditions.

« Dans les épanchements moyens, qui restent au même niveau pendant un certain temps malgré les vésicatoires et les moyens habituels, pour s'opposer à la formation des fausses membranes qui brideraient le poumon. »

« Dans tout épanchement quel qu'il soit, au moment où l'on commence à soupçonner la formation des fausses membranes. »

M. le Dr Widal, dans une remarquable étude clinique sur le traitement des épanchements pleurétiques par la ponction aspiratrice (2), base ses convictions sur une série de faits scrupuleusement observés. Il a pratiqué la thoracentèse pour tous les épanchements séreux apyrétiques ou pendant la période inflammatoire, et les succès qu'il a obtenus l'ont engagé à se ranger complètement à l'opinion de M. Moutard-Martin. Toutes les fois qu'il a été conduit à opérer pendant la fièvre, celle-ci loin de se prolonger et d'augmenter sous l'influence de la thoracentèse s'est constammen abaissée graduellement lorsqu'il n'y avait pas de complication de bronchite, tendance purulente, tuberculose, etc. Elle s'est éteinte dix-sept fois du deuxième au cinquième jour et trois fois du huitième au dixième jour, et l'auteur ajoute que dans les cas francs et exempts de complication pulmonaire ou bronchique, la guérison ne s'est pas fait attendre au delà du douzième jour. Certains malades étaient même guéris le sixième.

(1) Étude clinique sur le traitement des épanchements par la ponctien aspiratrice, 1877.

Il est vrai de dire que les observations de M. Widal ne portent que sur des hommes vigoureux, jeunes soldats pour la plupart et placés dans des conditions hygiéniques et sanitaires bien préférables à celles de la population des hôpitaux civils. Cette raison que l'on pouvait invoquer pour expliquer les beaux résultats qu'il a obtenus peut bien entrer en ligne de compte. Mais nous ne croyons pas qu'il soit possible d'être mieux placé que lui pour juger de l'efficacité réelle de la méthode dans les pleurésies franches. Ce n'est certainement pas en l'appliquant à des sujets débilités alors qu'elle n'est souvent chez eux, comme l'a dit M. Bucquoy, que le premier acte dans l'évolution de la tuberculose pulmonaire, qu'elle produira tout son effet. Elle sera encore là cependant d'un plus grand secours que les moyens médicaux et ne sera point l'origine de la transformation purulente de l'épanchement. C'est bien plutôt dans l'état général des malades qu'il faudra rechercher la cause de ce fait. Quoi qu'il en soit, M. Widal est d'avis : que la thoracentèse est d'autant plus efficace qu'elle est pratiquée plus tôt; que l'existence de la fièvre n'en contre-indique pas l'emploi.

Nous terminerons notre étude historique pas l'analyse des récents travaux publiés par M. Dieulafoy dans la *Gazette hebdomadaire* (1). Intéressé à défendre la thoracentèse, au double titre de médecin et de propagateur d'une méthode personnelle, il montre preuve en main que la thoracentèse par aspiration dans les pleurésies aiguës est un moyen de traitement d'une innocuité parfaite. Après avoir discuté les indications de cette opération il s'arrête aux conclusions suivantes :

« Étant donné un épanchement aigu de la plèvre, deux

(1) Gaz. hebd., 1877, n°s 40 et suiv.

cas peuvent se présenter : dans l'un la thoracentèse est urgente, dans l'autre elle est discutable.

« L'urgence de la thoracentèse ne peut et ne doit être basée que sur la quantité du liquide épanché, c'est-à-dire lorsque le liquide atteint 1,800 à 2,000 grammes environ chez un adulte bien conformé.

« Dans les autres cas il faut avant de se décider attendre la fin de la période fébrile et ne pratiquer l'évacuation du liquide que si sa résorption paraît devoir être lente ou difficile. »

Il passe ensuite aux objections faites à l'aspiration et prouve par l'étude des observations sur lesquelles elles sont basées qu'aucune d'elles n'est réellement fondée. L'œdème pulmonaire, la congestion aiguë, l'expectoration albumineuse qui seules pourraient lui être imputées peuvent parfaitement s'éviter. Il accuse à juste titre l'issue immédiate d'une trop grande quantité de liquide. C'est là qu'on doit rechercher la cause des accidents survenus dans la pleurésie. M. Dieulafoy en appelle au témoignage de tous ceux qui ont pratiqué l'opération comme il le fait lui-même, c'est-à-dire en n'enlevant pas plus de 1,000 à 1,200 grammes de liquide à la fois. Ont-ils jamais éprouvé la moindre complication dans ces conditions ? Pour lui il n'en a jamais noté qu'une seule alors qu'il se départit de la règle qu'il s'était imposée. Quant à la transformation purulente de l'épanchement portée à l'actif de la thoracentèse, il la nie absolument, d'accord en cela avec MM. Potain et Moutard-Martin, etc. Il fait observer, avec raison, que dans les cas où par une seconde ponction il a été retiré du pus, c'est qu'on avait ponctionné la pleurésie aux deux phases de son évolution, donnant naissance à deux liquides différents, le premier plus ou moins hémorrhagique, le second purulent.

Un fait saillant ressort des conclusions et de la propre

expérience de M. Dieulafoy : c'est qu'il ne faut pas enlever plus de 1,000 à 1,200 grammes de liquide à la fois. Toute autre pratique, suivant lui, exposerait aux accidents dont il parle. Sur ce point les avis diffèrent encore. Beaucoup de cliniciens enlèvent tout le liquide par une simple ponction. Dans les 17 observations que nous citons cette pratique a été suivie et il ne s'est rien passé d'extraordinaire. C'est d'ailleurs l'opinion de M. le Dr Bucquoy dans le service duquel nous avons assisté à de nombreuses thoracentèses. Il nous disait récemment encore n'avoir jamais éprouvé d'accidents en suivant ce mode opératoire, et que « s'il était le malade c'est ainsi qu'il voudrait qu'on procédât à son égard. »

Néanmoins il suffit que des complications aient été signalées pour que l'on ait à se mettre en garde contre leur éventualité. C'est au temps, en consacrant l'usage des ponctions successives, à montrer que les résultats comparatifs mettent cette méthode au-dessus de toutes les autres.

Nous nous sommes réservé de parler en dernier lieu à propos des accusations contre la thoracentèse de celle, si grave en apparence, portée par M. le professeur Peter. D'après cet auteur, depuis l'introduction des moyens chirurgicaux dans le traitement de la pleurésie aiguë, la mortalité par cette affection s'est accrue de beaucoup

D'après une statistique de M. Ernest Besnier (1867-1873), M. Peter constate que le maximum de la mortalité noté en 1873 coïncide avec le nombre extrêmement considérable de thoracentèses pratiquées dans cette même année. Pour lui la purulence de l'épanchement serait déterminée par la ponction même, et de ce fait il résulte une mortalité plus grande.

Nous venons de voir comment M. Dieulafoy réfute cette opinion renouvelée de Stockes et contre laquelle

Trousseau s'était déjà élevé. D'autre part il nous paraît difficile de concilier les résultats de notre propre statistique avec ceux de M. Peter. En outre, pour juger de la valeur comparative de deux méthodes de traitement il faudrait mettre en parallèle un nombre de malades traités par l'un et l'autre moyen. Or il n'a jamais été fait de travail de ce genre, et M. Peter, le premier, le reconnaît lorsque dans ses leçons de clinique médicale il dit :

« La statistique comparative est à faire et il se passera un long temps avant qu'elle se fasse et qu'elle soit probante, car les pleurétiques sont loin de se ressembler, même quand ils ont du pus dans la poitrine. »

CHAPITRE II

I. — *Indications et opportunité de la thoracentèse.* — Les données fournies par la quantité de l'épanchement et son siége changent les indications et font varier l'opportunité de la thoracentèse. De là des pratiques diverses qui ont fait, suivant M. Dieulafoy, la ponction urgente ou discutable.

Étudions en effet ce qui arrive dans les diverses circonstances :

Qu'un poumon soit comprimé en très-peu de temps par une quantité de liquide considérable et avant que son congénère, par un surcroît de fonctionnement ait pu compenser les troubles apportés à l'hématose, l'asphyxie sera imminente. Cela d'autant que le poumon sain en raison de l'activité plus grande qu'il déploie est prédisposé lui-même à la congestion. En pareil cas la dyspnée intense est une indication pressante d'évacuer le liquide, et c'est peut-être le seul point sur lequel les praticiens soient tombés d'accord. Agir différemment serait impardonnable, ce serait assister les bras croisés à une agonie lente et douloureuse.

Mais à côté de ces cas où les accidents asphyxiques menacent la vie du malade il en est d'autres où sous une apparence plus calme se cache un danger d'autant plus à craindre qu'il frappe soudainement. Nous voulons parler de la mort subite surprenant les malades atteints de cette forme d'épanchements auxquels on a donné le nom de latents. Aussi Trousseau avait-il grand soin de prémunir les élèves contre la valeur du symptôme oppression, signe trompeur, qu'il ne faut jamais attendre pour intervenir. Dans bien des circonstances, en effet, la marche de l'épanchement ne présente pas cette acuité qui semble imposer pour ainsi dire l'intervention immédiate. La période fébrile une fois tombée, la sécrétion pleurale continue à se faire, muette dans ses manifestations, et les exemples ne sont pas rares de malades ayant 3 ou 4 litres de sérosité dans la plèvre qui accusent tout au plus une dyspnée légère. Chacun se rappelle le fait de ce malade cité dans la Clinique de Trousseau, entrant à l'hôpital pour des coliques de plomb et chez lequel la thoracentèse donna issue à 3,500 grammes de liquide dont il ne soupçonnait nullement l'existence. Il serait facile d'en recueillir bien d'autres semblables. L'oppression ne constitue donc pas le danger, elle est la manifestation d'un état de gêne des organes respiratoires, variable suivant les individus et l'état de leurs poumons. Les uns présentent des symptômes d'asphyxie, avec quelques cuillerées de sérosité sur la plèvre, les autres ne se plaignent de rien avec des quantités bien autrement considérables.

C'est surtout du siége des grands épanchements que découle l'urgence de l'opération. Telle quantité de liquide très-longtemps supportée à droite sans imminence de danger prendra un caractère de gravité tout différent si elle occupe le côté gauche. C'est la mort rapide inattendue avec toutes ses surprises douloureuses, c'est la déception cruelle souvent accompagnée de regrets pour le médecin qui aura retardé son intervention. Ce sont des observations de ce genre qui avaient fait poser à Trousseau cette règle : « que la pleurésie peut être une cause immédiate de mort, » contrairement à l'opinion reçue avant lui. L'importance de ce fait mérite d'arrêter l'attention, aussi rappellerons-nous les diverses théories qui ont cours pour expliquer la terminaison funeste.

Pour Trousseau le déplacement du cœur dans les épanchements de la plèvre gauche produit une torsion des gros vaisseaux amenant des troubles de la circulation, et sous l'influence d'un mouvement brusque ou de tout autre cause survient une syncope mortelle par arrêt au cours du sang.

Une autre théorie a été basée sur les rapports anatomiques de la veine cave inférieure. Elle traverse le diaphragme par une ouverture à laquelle elle adhère fortement, puis va de là se jeter dans l'oreillette droite. Mais lorsque le cœur est dévié, elle le suit forcément dans sa migration, fait un angle avec sa direction primitive. De ce déplacement résultent des troubles profonds capables d'amener la mort.

Un troisième théorie de M. Pilet donne une raison différente : La gêne de la circulation produite dans les artères coronaires par le déplacement du cœur facilite la formation de caillots, d'où arrêt de la circulation du myocarde lui-même et mort.

Ajoutons enfin la possibilité de l'obstruction d'une artère

importante à la suite d'une embolie provenant des coagulations formées dans les vaisseaux comprimés par l'épanchement.

L'indication d'urgence est donc tirée comme on le voit de la quantité même du liquide épanché. S'il existe des déplacements des organes voisins, si l'on constate une déviation du cœur, exposant aux accidents dont nous venons de parler, elle sera facilement constatable par l'absence des battements à la main et le maximum des bruits de la pointe que l'on entendra plus ou moins loin de leur place normale. Du même côté la matité de la rate, imperceptible à l'état normal, indiquera son refoulement par le liquide et confirmera le déplacement du cœur. A droite l'abaissement du foie qui fait saillie au-dessous des fausses côtes est aussi un symptôme certain de la présence du liquide. Corroborant d'autre part ces signes par ceux fournis par la palpation, la percussion et l'auscultation le doute n'est pas permis et la ponction doit être faite. Mais il y a bien d'autres cas où la pleurésie se présente avec des caractères tout différents, pour lesquels on serait porté à opérer dans la croyance d'un épanchement plus considérable qu'il n'est réellement. Si l'on n'est prévenu, c'est alors qu'arrivent les mécomptes.

Certains auteurs, en effet, sont d'avis qu'il ne faut pas retarder l'opération lorsque la plèvre contient déjà 2,000 grammes de liquide. Là est précisément la difficulté. Comment savoir d'une façon précise où commence l'urgence et où elle finit? Apprécier même à 300 ou 400 grammes près ce qu'il y a de liquide n'est pas chose aisée. Les qualités du souffle sont souvent un signe trompeur pour l'évaluation : il est voilé, expiratif dans les petits épanchements ; bronchiques s'entendant aux deux temps dans les épanchements moyens ; caverneux, amphorique ou même n'existant pas dans les grands épanchements, voilà ce que nous apprend la pathologie, la clinique n'est pas toujours d'accord avec elle sur ce point. D'un autre côté la cyrtométrie se trouve en défaut dans bien des cas, n'accusant qu'une différence peu considérable dans les deux côtés de la poitrine lorsqu'une des plèvres contient des litres de sérosité. M. Dieulafoy avait eu l'idée d'établir une sorte de table comparative indiquant l'abondance variable de l'épanchement suivant que son niveau remontait au cinquième, quatrième, troisième espace intercostal. Il a reconnu lui-même l'infidélité de ce moyen diagnostique. La hauteur occupée par le liquide n'est pas toujours proportionnelle à la quantité. Elle varie en effet avec l'état du poumon. M. le professeur Potain, au congrès du Havre, dans la séance du 25 août 1877, a insisté particulièrement sur les difficultés apportées au diagnostic de l'abondance de l'épanchement par l'hyperémie pulmonaire. Les difficultés tiennent surtout aux degrés variables d'affaissement du poumon et aux adhérences qu'il a pu contracter avec la paroi. Si celles-ci sont seulement partielles, elle n'empêcheront pas l'organe d'abandonner la paroi costale et d'être refoulé par le liquide. Si, au contraire, le poumon hyperémié reste volumineux, sa contractilité est diminuée par le fait même, il reste plongé dans la sérosité et produit une élévation du niveau de l'épanchement qui peut le faire prendre pour plus considérable qu'il n'est réellement.

M. Potain ajoute que l'on sera aidé en pareil cas par la crépitation pleurale. l'étendue considérable du souffle et la persistance des vibrations thoraciques beaucoup plus bas que le niveau du liquide. — Ces signes reconnus doivent engager, suivant lui, à n'évacuer le liquide qu'en partie, l'extraction totale constituant une condition favorable à la production de la congestion pulmonaire.

En dehors de ces cas purement d'urgence, il est d'autres

raisons d'une importance moindre que l'on doit faire entrer en ligne de compte. — Ce sont elles qui déterminent ces thoracentèses auxquelles M. Dieulafoy a donné le nom de Discutables. — Et nous croyons qu'elles doivent engager à opérer le plus tôt possible.

Voyons en effet ce que devient l'épanchement dans les leurésies franches.

Dans les premiers jours de sa formation, les parties liquides de l'épanchement sont résorbées par les vaisseaux normaux de la séreuse dans les points restés intacts et les vaisseaux récents des néomembranes, mais l'organisation de celles-ci demande pour être complète de deux à trois semaines, ce n'est donc qu'au bout de ce temps qu'elles seront le plus favorables à la résorption. — D'autre part la pression excentrique exercée par un épanchement considérable sur la plèvre peut retarder leur vascularisation et faire traîner en longueur le travail de résorption. De plus, pendant le temps nécessaire à cette organisation une certaine quantité de fibrine coagulable se dépose à la surface de la séreuse. Des brides pseudo-membraneuses ne tardent pas à se former, provoquent des adhérences qui fixent le poumon contre la paroi costale, la gouttière vertébrale et les parties supérieures de la cage thoracique vers lesquelles l'épanchement tend d'ailleurs à les refouler. — Les fausses membranes ainsi formées apportent encore un obstacle à la disparition de l'épanchement. — Donc, plus le liquide séjournera longtemps, plus les pseudo-membranes augmenteront et s'épaissiront, plus les adhérences seront consistantes et solides ; partant moins le poumon aura de facilité à revenir à sa place primitive. Si, au contraire, le liquide disparaît rapidement, la fibrine n'aura pas le temps de se déposer, les adhérences de se produire et la guérison sera assurée.

Dans une plèvre tapissée de fausses membranes la résorption est très-difficile, devant se faire à travers des tissus mal disposés à cet effet. — Les faits cliniques concordent d'ailleurs parfaitement avec ces données théoriques. Les observations de M. Moutard-Martin montrent assez combien a été rapide la guérison pour des épanchements évacués de bonne heure. La plèvre en effet était encore saine et parfaitement apte à résorber le peu de liquide laissé par la ponction. D'un autre côté, outre les dépôts fibrineux et les adhérences qui fixent le poumon, M. Brouardel a montré que dans la pleurésie, le tissu cellulaire enflammé qui double la plèvre pulmonaire s'hypertrophie, et les cloisons de tissu cellulaire interlobulaire participent rapidement à ce processus. — Elles deviennent volumineuses, pénètrent profondément dans l'intérieur du poumon. — Ces cloisons ont le même caractère de rétractilité que les fausses membranes. — Les nécropsies ont montré ce travail morbide achevé après quinze jours, le poumon recroquevillé, emprisonné dans une véritable carapace rétractile et dure. — C'est là la pneumonie interstitielle.

Il existe donc trois facteurs : fausses membranes, adhérences, pneumonie interstitielle, concourant au même but, l'atélectasie pulmonaire. — Faut-il s'étonner si une fois ces lésions établies la thoracentèse n'a d'autre effet que de laisser se reproduire une quantité de liquide égale à celle que l'on a retirée ? D'une part, résorption difficile sinon impossible, de l'autre, atélectasie complète du poumon, la ponction, comme le dit M. Potain, produit alors un vide dans la cavité pleurale, l'aspiration joue le rôle d'une grande ventouse et favorise le travail d'exhalation de la sérosité à travers les vaisseaux.

Ces considérations nous paraissent suffisantes pour établir la nécessité de la thoracentèse et la faire pratiquer avant que les lésions anatomiques se soient établies.

D'ailleurs nous croyons, et il semble exister un rapport direct entre la rapidité de la guérison et la précocité de la ponction. Théoriquement cette idée est vraie, car plus la plèvre aura de chances de rester nette et réduite, au moins en partie, à son propre tissu, plus sa force de résorption sera accrue et la guérison prompte. — Les observations semblent donner leur sanction à cette manière de voir. — M. Moutard-Martin qui le premier a montré l'innocuité de la thoracentèse pratiquée en plein état fébrile a été frappé de la rapidité de la guérison dans les ponctions hâtives. D'autres faits de MM. Castiaux et Widal corroborent ces assertions, et un certain nombre de ceux que nous avons recueillis nous-même viennent encore s'y ajouter. — Un autre avantage de ce *modus faciendi* est d'éviter la reproduction du liquide. C'est ce qui ressort d'une clinique faite en 1873 par M. Moutard-Martin à l'hôpital Beaujon : « Sur 37 ponctions, dit-il, dans des cas d'épanchements séreux, 12 malades portaient leur épanchement depuis moins de dix jours et 8 fois il ne s'est pas reproduit du tout, 4 fois il se reproduisit en petite quantité pour disparaître ensuite rapidement. Chez les autres malades opérés où l'épanchement datait de vingt, trente jours, deux mois au plus, presque constamment le liquide s'est reproduit mais ordinairement peu considérable. »

Nous croyons devoir appeler spécialement l'attention sur une autre indication de la paracentèse de la poitrine. C'est l'état du poumon opposé à celui que comprime l'épanchement; s'il est malade ou s'il le devient, le danger augmente en proportions des nouveaux troubles apportés aux fonctions respiratoires. On a implicitement compris dans l'urgence de l'opération déterminée par l'asphyxie toutes les causes qui peuvent la produire et celle-ci en est une grande. Mais peu d'auteurs se sont étendus sur cette question. Béhier insistait cependant dans ses cliniques sur ce fait « que toutes les fois que l'épanchement étant assez abondant l'on trouvera dans le poumon opposé une cause de gêne respiratoire, comme une bronchite, un certain degré d'œdème, etc., l'on devra opérer. » Nous nous rangeons pleinement à cet avis et nous croyons qu'en pareille circonstance la thoracentèse jouit d'une action curative non-seulement sur l'épanchement mais encore sur l'affection qui a frappé le poumon primitivement sain. — L'observation I que nous publions à la fin de ce chapitre vient à l'appui de ce que nous avançons. Chez le malade qui en fait le sujet, une bronchite se développe dans le poumon gauche consécutive à son fonctionnement exagéré, le côté droit étant occupé par un vaste épanchement. — On évacue celui-ci et le surlendemain toute trace de râles avait disparu dans la poitrine. Ceci s'explique. Le surcroît d'activité nécessaire à réparer les troubles de l'hématose amène du côté sain un mouvement fluxionnaire, et cela non-seulement au début de la maladie comme on serait tenté de le croire, mais bien au 18e jour, c'est le cas de notre malade. — Une seconde cause d'asphyxie s'ajoute donc à la première et l'intervention hâtive s'impose.

Aussi sommes-nous persuadé que bien souvent il ne faut pas chercher l'origine des accidents asphyxiques dans l'accroissement du liquide épanché. — Dans notre observation il était resté stationnaire. — L'organe indemne doit être ausculté avec soin, et nous ne serions pas éloigné de cette affirmation d'apparence paradoxale que ce n'est pas tant la plèvre malade que le poumon sain qu'il faut surveiller dans une pleurésie.

Il nous reste à parler en dernier lieu, comme faisant varier l'opportunité de la thoracentèse, de la nature même du liquide contenu dans la séreuse pulmonaire. Éliminons tout d'abord les épanchements purulents puisqu'il ne s'agit ici que de pleurésies franches. Il peut arriver que l'on ait affaire à un liquide séro-fibrineux ou fibrino-purulent d'emblée, comme le cas cité par M. Jaccoud (1), et la marche à suivre est variable. — La rapidité du dépôt des pseudo-membranes ou mieux de la fibrine est proportionnelle à la quantité contenue dans le liquide. — Or, avec un épanchement séro-fibrineux la résorption se fera plus facilement, tandis qu'avec un liquide fibrino-purulent, le dépôt pseudo-membraneux plus rapide à se produire s'opposera à l'organisation des néomembranes et opposera une sorte de digue à la disparition de l'épanchement. Toute la difficulté consiste donc dans le diagnostic de la nature de l'épanchement. Il est impossible, en effet, de savoir d'avance ou à l'aide des signes stéthoscopiques la quantité de matières solides qu'il contient. La ponction exploratrice seule peut éclairer à ce sujet. Pourquoi ne pas la faire ? c'est somme toute, avec un trocart capillaire très-fin, une piqûre inoffensive et sans conséquence pour le malade, d'une grande utilité pour le médecin. — L'analyse du liquide ferait connaître sa nature.

II. — Nous n'avons pas à insister sur les contre-indications de la thoracentèse, nous verrons plus loin ce qu'il faut penser de son influence sur la tuberculose. A notre avis il ne s'ensuit pas de ce qu'elle n'est pas urgente qu'elle soit contre-indiquée. Nous n'entendons pas dire par là qu'elle doive être pratiquée toujours et malgré tout, lorsqu'un malade se présentera avec un épanchement peu abondant

(1) Pathologie interne, t. II, p. 136.

Nous sommes persuadé que les révulsifs, les diurétiques et les drastiques ont, en pareil cas, une influence indéniable sur la résorption et c'est par eux qu'il faut commencer.

III. — Passons maintenant aux objections faites à la thoracentèse et aux conséquences qu'on l'a accusée de produire.

Les accusations viennent d'être récemment renouvelées. Dans le dernier numéro du « Recueil de mémoires de médecine et de chirurgie militaires ». Un de nos excellents maîtres, M. le Dr Morand, médecin principal à l'hôpital de Vincennes, a publié contre la ponction de la poitrine un certain nombre de faits. Il en conclut que : « l'on doit prendre pour règle absolue de conduite la formule magistrale de M. Roger, à savoir, que dans la pleurésie séreuse, il faut n'opérer jamais dans les épanchements médiocres rarement dans les grands épanchements et exclusivement dans les cas d'urgence. »

Nous ne saurions, sans renier ce que nous avons écrit précédemment, accepter dans toute leur rigueur les conclusions de notre maître ; aussi nous permettrons-nous, pour défendre notre cause jusqu'au bout, de reprendre les objections tirées de ses observations personnelles.

« La pleurésie, dit M. Morand, sévit sur des hommes faibles ou affaiblis..., voilà pourquoi il y a lieu dans la majorité des cas de traiter l'état général qui est cause avant de viser l'épanchement qui est simplement effet. » — Nous ne croyons pas, au moins pour ce qui est de la pleurésie franche, la généralisation devoir être si grande. Il nous paraît y avoir au contraire un rapport de cause à effet entre la persistance d'un épanchement considérable dans l'une des plèvres et l'affaiblissement du sujet. Doit-on s'étonner, en effet, qu'un malade chez lequel l'hématose est imparfaite, s'affaiblisse progressivement, et se présente à l'examen médical, porteur déjà depuis longtemps de son affection (souvent sans en être beaucoup incommodé) et en ayant déjà subi les conséquences. Suivant nous, c'est par la médication locale que l'on doit débuter, se réservant de la compléter par les moyens généraux.

Pour ce qui est de la reproduction totale et rapide du liquide, je ne puis qu'opposer aux résultats de M. Morand les chiffres de MM. Moutard-Martin, Castiaux et Widal. La logique, il est vrai, semble dès l'abord contrariée par les faits de guérison rapide sans reproduction du liquide dans les ponctions hâtives. En opérant en pleine période fébrile on enlève l'épanchement, mais non l'inflammation de la séreuse cause première de cet épanchement. Mais comment faire concorder cette donnée théorique avec les faits cliniques contradictoires? Dans les observations de M.. Moutard-Martin sur 12 malades ponctionnés avant le dixième jour du début, 8 fois l'épanchement ne se reproduisit pas du tout, 4 fois il se produisit en petite quantité pour disparaître ensuite rapidement. C'est là une preuve que la séreuse encore saine jouissait de toutes ses propriétés absorbantes. Les observations de MM. Castiaux et Widal sont en tout semblables, nous les citons dans notre statistique.

Quant à la transformation purulente de l'épanchement du fait de la thoracentèse, nos observations et notre statistique nous la font repousser complètement. D'ailleurs la ponction d'une autre séreuse, le péritoine, a-t-elle souvent produit la purulence? Les malades ne sont cependant pas rares ayant subi de nombreuses ponctions, sans que l'une d'elles ait jamais donné issue à du pus. On peut dire à cela que jamais aussi il n'y avait état aigu et que l'on ne pouvait ajouter, comme l'a dit M. Peter, un traumatisme à une inflammation. Mais d'une part on a ponctionné plus souventpour des épanchements chroniques que pour d'autres, et en second lieu le traumatisme est-il donc si considérable qu'il doive entrer en ligne de compte ? C'est en somme une piqûre d'aiguille insignifiante. Comment aussi expliquer la quantité variable de globules blancs dans les divers épanchements, dès la première ponction, si l'on n'admet pas que d'emblée certaines pleurésies doivent être purulentes et que la thoracentèse qui, au début, montre un liquide plus ou moins louche donnerait issue à du pus si on la pratiquait plus tard. Ce n'est pas ici le cas d'appliquer l'axiôme : « Post hoc ergo propter hoc, » la ponction ne provoque pas la purulence, pas plus qu'elle ne peut l'empêcher si elle doit s'établir.

L'évolution de la tuberculose portée aussi à l'actif de la thoracentèse (Chauffard, Pidoux, Colin) ne nous paraît pas suffisamment prouvée. Il nous semble plus rationnel de penser, au contraire, que la gêne apportée par un épanchement ancien et considérable aux fonctions respiratoires, puisse favoriser l'éclosion des tubercules chez des sujets prédisposés ou en hâter l'évolution s'ils étaient déjà atteints. C'est l'avis de M. Bucquoy, et M. Widal s'exprime ainsi à ce sujet. « 1° Si l'on voit, dit-il, apparaître parfois la phthisie pulmonaire après l'évacuation artificielle de la plèvre, il est des cas nombreux où l'évolution tuberculeuse loin d'être activée par la ponction est au contraire ralentie ou même enrayée pour quelque temps.

2° L'épanchement masque fort souvent par sa présence même les signes de la phthisie pulmonaire déjà existante, laquelle ne devient manifeste qu'après la ponction et n'es plus dès lors imputable à celle-ci.

3° Si c'est dans le poumon du côté de l'épanchement opéré que se développe la tuberculose, ce n'est là bien souvent que l'effet d'une illusion, et il serait plus juste de dire que c'est du côté ou siége le tubercule pulmonaire que se développe l'épanchement, car ce tubercule pouvait exister et a existé le plus souvent à l'état latent, et avait déterminé l'irritation sécrétoire de la plèvre avant de se révéler par des signes stéthoscopiques.

4° Quant à l'antagonisme que l'on dit exister entre la tuberculose pleurale et celle du poumon, il est loin d'être confirmé par l'anatomie pathologique, qui journellement nous montre des poumons tuberculeux recouverts de plèvres granuleuses. »

Il n'est d'ailleurs aucune des observations que nous avons recueillies nous-même qui ait montré le développement de la tuberculose consécutif à la thoracentèse.

Au cours de l'opération M. le Dr Morand signale deux accidents de nature à inquiéter le médecin : ce sont la suffocation et la syncope. L'explication qu'il donne du mécanisme même de la suffocation est certainement le plus plausible et le seul admissible. Mais nous ferons observer que la différence de pression, qu'il indique, entre le milieu extérieur et la cavité pleurale pendant l'opération, sera d'autant plus grande que le poumon aura contracté plus d'adhérences et reviendra moins facilement sur lui-même, c'est-à-dire que la pleurésie sera plus ancienne. Si les lésions anatomiques ne sont pas établies, à mesure qu'on évacuera le liquide le poumon viendra combler le vide fait par l'aspiration et dès lors la pression atmosphérique n'agira plus sans contre-poids sur la cage thoracique. D'ailleurs M. Dieulafoy insiste sur l'importance qu'il y a de ne pas retirer brusquement le liquide, mais avec lenteur et en partie seulement. Il est aisé de comprendre qu'en procédant ainsi l'on n'a pas à redouter non plus la syncope. Celle-ci étant, comme le dit M. Morand, le résultat de l'anémie bulbaire, elle ne peut se produire qu'en raison du violent appel de sang fait par le poumon à un moment donné. Et si on ne lui permet pas de se dilater rapidement il ne se fera pas de son côté de congestion aux dépens des organes voisins.

L'expectoration albumineuse est justifiable des mêmes raisons. Dans ses articles sur la thoracentèse (1) M. Dieulafoy montre qu'elle n'est pas due, comme on l'a dit, à la piqûre du poumon mais bien à l'œdème aigu et à la congestion pulmonaire rapide. Il se rallie en cela à la théorie de M. Hérard. Par l'analyse des observations il montre que ces accidents se sont presque toujours produits dans les pleurésies compliquées. Dans les pleurésies franches au contraire il n'a jamais rien observé de semblable. Nos observations apportent un argument de plus à cette affirmation. Dans les 16 cas inédites que nous publions l'expecoration albumineuse ne s'est pas produite, et dans la longue série de chiffres que nous ajoutons nous ne la trouvons pas non plus. Or, il n'est question ici que de pleurésies franches.

Voyons en dernier lieu ce qu'il faut penser de la mort subite qui est l'accusation la plus grave que l'on ait portée contre la thoracentèse.

La pleurésie est déjà par elle-même une cause de mort subite, il reste à établir si la ponction est la cause déterminante de cet accident. Nous croyons que dans les cas publiés c'est le rôle qu'elle a joué parce qu'elle n'a pas été pratiquée à temps. Il ressort en effet de l'analyse des observations, faites par M. le Dr Widal (2), que la mort a eu lieu par

(1) Gaz. hebd., 1877, n° 41 et suiv.

(2) Étude clinique sur le traitement des épanchements pleurétiques par l'aspiration. 1877, Delahaye, éditeur.

deux mécanismes, la syncope et la congestion pulmonaire.

La syncope a été consécutive soit à une péricardite (Foucart), soit à des troubles circulatoires résultat d'embolies, artérielles ou veineuses (obs. Empis-Bucquoy, Vallin), toutes circonstances nécessitant des pleurésies anciennes ayant longtemps comprimé le poumon et amené la cachexie. Il est probable qu'en abrégeant la compression on parerait à ces éventualités.

Nous en dirons autant de la mort par congestion pulmonaire. Nous n'y voyons encore que la conséquence d'une opération intempestive faite presque toujours trop tard.

Si l'épanchement est récent, il n'existe pas encore d'adhérence, ou tout au moins ne présentent-elles pas un degré de dureté suffisant pour empêcher le poumon de revenir à sa place à mesure que le liquide s'échappe par l'aspiration. Le déplissement vésiculaire est graduel, sans secousse, la circulation pulmonaire se rétablit aussi, graduellement. S'il arrive qu'il y ait de la congestion, elle n'est jamais intense et ne présente aucun danger (Widal, Lereboullet).

Si l'épanchement est ancien, les pseudo-membranes seront rétractiles, solides, et il pourra arriver deux choses : ou le poumon, malgré les liens qui le retiennent, sollicité par la pression atmosphérique, reviendra à sa place en rompant les adhérences, et l'afflux considérable du sang à ce même moment amènera une congestion mortelle ; ou les fausses membranes résisteront, l'organe restera accolé aux parois du thorax et l'épanchement se reproduira indéfiniment. Telle est la manière de voir de M. Widal et nous la partageons pleinement, et avec lui nous sommes amené à conclure que la ponction faite à temps, c'est-à-dire le plus tôt possible, ne causera jamais d'accidents.

Obs. I. — M., (1), 28 ans, tailleur de pierres, entre le 31 mars 1876, salle Saint-Augustin, lit n° 1. Garçon grand et vigoureux, pas de maladies antécédentes.

Début brusque, le 26 mars, par un point de côté violent à droite, frissons répétés, céphalalgie, malaise général, toux quinteuse et fatigante, pas d'expectoration.

1er avril. Abattement. Insomnie. Céphalalgie intense. Anorexie. Langue blanche et humide. Point de côté sous-mamelonnaire droit très-douloureux. Jusqu'au 3 on ne constate dans les poumons que de la submatité des deux bases plus ou moins prononcée à droite, et de ce même côté obscurité de la respiration et diminution des vibrations thoraciques. T. 39.

Le 4. Égophonie à la base droite. Vésicatoire. Même état général.

Le 6. Point de côté persistant. Insomnie. Langue très-chargée. Toux quinteuse. Crachats blancs, mousseux, un peu adhérents. Epistaxis (50 gr. environ). L'égophonie remonte jusqu'à deux travers de doigt au-dessous de l'épine de l'omoplate. Quelques râles sous-crépitants dans la fosse sus-épineuse gauche. Rien en avant. Le foie déborde le rebord costal de trois travers de doigt. 8 gr. d'eau-de-vie allemande.

Le 7. Le malade est un peu plus calme. Expiration soufflante et œgophonie dans toute la hauteur du poumon.

Le 8. Toux très-fréquente, les crachats ont une odeur qui rappelle celle de la gangrène pulmonaire. Le point de côté a disparu. L'épanchement est à peu près stationnaire. Le foie descend à trois travers de doigt au-dessous des fausses côtes. 15 gouttes teinture de digitale.

Le 9. Etat adynamique. L'épanchement augmente. Respiration nulle dans le quart inférieur du poumon. Souffle et égophonie jusqu'à l'épine de l'omoplate.

Le 10. La respiration est abolie dans toute la hauteur du poumon. Toux fréquente et pénible. Constipation. Lavement purgatif.

Le 11. Langue sèche et fuligineuse. Les crachats ont toujours la même odeur. Urine fétide à odeur ammonicale. Même état de l'épanchement.

Le 12. Même état général et local. Le foie aborde les fausses côtes de cinq travers de doigt.

Le 13. Depuis hier soir, râles sous-crépitants, très-abondants, mêlés de quelques râles sibilants dans tout le poumon gauche. Même épanchement. Crachats visqueux.

Le 14. Thoracentèse (19e jour de la maladie) avec l'appareil de Potain. Le trocart rencontre des fausses membranes assez épaisses qui tapissent la plèvre. Le cloisonnement de l'épanchement en loges iso-

(1) Les obs. I, II, III nous ont été communiquées par M. Brouardel.

lées rend son écoulement difficile. On retire cependant *un litre et quar* de liquide citrin. Le malade tousse à peine. A la fin de l'opération la respiration s'entend dans toute l'étendue du poumon. Quelques gouttes de sang en retirant le trocart. Sommeil.

Le soir il ne reste plus dans le poumon gauche que quelques râles humides à la base et en arrière. Dans le côté droit la respiration est encore obscure à la base. Toux fréquente. Crachats muqueux. Les urines n'ont plus leur odeur fétide. La température est à 37,5.

Le 15. Les râles ont complètement disparu du poumon gauche.

Le 18. La plèvre droite est presque complètement libre. Il reste de la matité et un peu d'égophonie à la base. Pas de fièvre. Appétit.

Le 25. Le malade se lève depuis deux ou trois jours. Plus de signes d'épanchement du côté droit.

Le malade va à Vincennes le 5 mai.

Obs. II. — M..., 31 ans, orfèvre, entre le 10 avril 1876, salle Saint-Augustin, lit n° 39.

Cet homme tousse depuis le 27 mars, il se sent mal à l'aise et cesse son travail à dater de ce jour. Rien à noter dans ses antécédents pathologiques. Le 28 mars il a eu des épistaxis répétées. Depuis quelques jours coryza et céphalalgie. Pas de point de côté. Un peu d'oppression mais en montant seulement. Toux pénible mais peu fréquente.

Le 11. A l'examen de ce malade on constate: Matité complète en arrière et à droite. Vibrations thoraciques diminuées mais non abolies. Matité complète en avant du même côté. Souffle doux, égophonie en avant et en arrière dans toute la hauteur du côté droit. Cœur abaissé (la pointe bat à trois travers de doigt au-dessous et en dedans du mamelon). Foie très-abaissé déborde les fausses côtes de trois travers de doigt. T. m. 37,8., s. 39.

Le 12 (16e jour de la maladie). Thoracentèse avec l'appareil Potain. On retire 1 litre et demi de liquide jaune couleur d'ambre clair L'opération marche très-bien. Le malade accusait du soulagement par la sortie du liquide. Une légère quinte de toux. Après l'opération on entend la respiration jusqu'en bas. Quelques râles humides. T. s. 39,6.

Le 13. La nuit a été bonne. Appétit. Le foie est remonté et affleure les fausses côtes. Râles de déplissement à l'auscultation. A peine de submatité en arrière.

Le 14. Matité sous la clavicule. En arrière, matité jusque dans la fosse sus-épineuse. Égophonie au-dessous de l'angle de l'omoplate. Les vibrations se transmettent faiblement. Le foie est un peu redescendu.

2 cuillerées de vin de la Charité. *Soir*. Le malade a beaucoup toussé dans la journée.

Les 15, 16, 17. Râles de déplissement dans toute la hauteur du poumon. Matité persistante en avant ainsi qu'un peu de souffle.

Du 18 mars au 23 avril. Persistance du souffle et de la matité en avant. En arrière la plèvre est tout à fait libre. Râles de déplissement.

Tisane de chiendent nitré. 2 verres eau de Sedlitz.

Le 24. Absence complète de respiration à droite en avant. Vésicatoire.

Le 25. Matité en avant, souffle plus doux. Les vibrations sont seulement un peu affaiblies; en arrière, la respiration passe partout. Toux fréquente.

1er mai. Depuis trois jours le malade vomit tous les soirs en toussant. On n'entend que quelques frottements en avant La toux est plus fréquente le soir. Quelques crachats purulents. Opium.

Le 2. Plus de vomissements. Plus d'expectoration.

Le 8. La respiration s'entend partout, il reste de la matité à droite en avant et en arrière.

Le 3 juin. Le malade part à Vincennes ne présentant pas d'autres signes que de la matité.

Obs. III. — A..., 55 ans, cantonnier. Entre le 8 janvier 1876, salle Saint-Augustin, n° 5.

Pas d'antécédeuts pathologiques. Malade depuis le 17 décembre, il éprouva à cette époque un violent frisson avec point de côté à droite. Depuis lors il a perdu l'appétit, et son oppression empêche de reprendre son travail.

L'examen de la poitrine fait reconnaître tous les signes d'un épanchement considérable à droite. Foie à 0,18 c. au-dessous du mamelon. Cœur déplacé légèrement. Le cyrtomètre donne 0.43 c. du côté malade et 0,41 du côté gauche. Malgré cela peu de dyspnée.

Le 11 janvier. Pas de fièvre, nuit bonne, épanchement stationnaire.

Le 12. Souffle lointain au sommet. Le foie déborde de trois travers de doigt les fausses côtes. La thoracentèse (26° jour) donne issue à 2 litres et demi de liquide couleur de bière. Le dernier litre est plus foncé que le premier.

Le 13. Nuit bonne. Le foie est remonté sous les fausses côtes. La respiration s'entend dans presque toute la hauteur du poumon. Quelques râles crépitants gros à la respiration. Matité à la partie inférieure du poumon droit. La respiration est affaiblie à ce niveau ainsi que les vibrations qui se perçoivent dans le reste de la poitrine.

Le 14. Absence de vibrations à partir de quatre travers de doigt audessous de l'omoplate.

Le 15. Quelques crachats visqueux.

Le 16. Toux très-intense depuis hier. Quelques râles de bronchite Respiration soufflante au sommet droit. L'épanchement est stationnaire.

Le 17. Matité en arrière et à droite remontant jusqu'à la crête de l'omoplate. Les vibrations et le murmure vésiculaire sont abolis depuis la pointe de l'omoplate jusqu'en bas.

Le 19. Le liquide a diminué. Égophonie dans le tiers inférieur. 2 cuillerées de vin de la Charité.

Le 24. La respiration s'entend très-nette en avant et à droite. Toujours matité en arrière dans la partie inférieure.

7 février. Le malade sort guéri n'ayant plus aucun signe d'épanchement.

Obs. IV. — P... (Joseph), 32 ans, garçon de magasin, entre le 18 novembre, salle Saint-Augustin, n° 27.

Jamais de maladies antérieures. Bonne santé habituelle. Homme vigoureux.

Il y a quinze jours il eut un violent point de côté à gauche qui disparut après vingt-quatre heures et lui laissa une oppression qui augmenta jusqu'au jour où il entra à l'hôpital.

Le 19. Matité gauche complète en avant et en arrière. Absence de respiration. Abolition des vibrations thoraciques. Souffle lointain e arrière. Cœur refoulé à droite, la pointe bat sous le sternum. Dyspnée intense.

On pratique la thoracentèse (17e jour de la maladie). Issue de 3 litres de liquide citrin. Rien de particulier pendant l'opération.

Le 20. Cœur revenu à sa place. Submatité à gauche. Frottements en avant. Quelques râles de déplissement en arrière. Chiendent nitré à 2 grammes.

Le 21. Un peu de liquide s'est reproduit. La matité remonte jusqu'à l'angle de l'omoplate. Le cœur bat à sa place normale.

Le 22. Vésicatoire en arrière. Bon état général.

Le 24. Égophonie dans toute l'étendue du poumon en arrière et à gauche. Matité remonte jusqu'à l'épine de l'omoplate.

Le 27. L'épanchement a diminué, l'état général est très-bon. Appétit.

Le 30. L'épanchement disparait complètement. Les vibrations thoraciques et le murmure vésiculaire reparaissent, grâce au vin de la Charité. Le 6 décembre le malade ne présente plus rien de particulier et il sort avec la respiration encore lointaine à la base du poumon.

Obs. V. — F..., 56 ans, scieur de long, entre le 28 décembre 1875, hôpital Necker, salle Saint-André, n° 26.

Comme antécédents pathologiques le malade a eu la dysentérie étant en Afrique. Une pleuresie à l'âge de 17 ans traitée par des applications de sangsues.

Il y a un mois et demi, en cassant de la glace il se sentit pris d'un point de côté à gauche, à la suite duquel il eut quelques frissons et une dyspnée dont la persistance détermina son entrée à l'hôpital.

Le 29. A gauche : en avant, matité dans la partie inférieure du poumon. Pas de différence, au point de vue des vibrations, avec le côté droit. Le cœur est dévié à droite. Le maximum des bruits s'entend sous le sternum. On y sent battre la pointe. En arrière : Matité dans la moitié inférieure du poumon. Absence des vibrations thoraciques à ce niveau. Elles sont exagérées au sommet du même côté. La respiration est exagérée dans la fosse sus-épineuse. Souffle à l'expiration au même niveau que la matité. Égophonie. Comme état général, amaigrissement assez considérable. Décubitus sur le côté malade. Chiendent nitré à 4 grammes. 2 pilules de scille et digitale āā 0, gr. 10. Une cuillerée de vin de Trousseau.

Le 30. Matité presque complète en avant, mêmes signes que précédemment en arrière.

Le 31. Moins d'égophonie en arrière, le souffle s'entend encore quoique très-lointain. Le cœur est toujours sous le sternum. Le malade éprouve des douleurs dans le flanc gauche. Peu de déplacement de la rate, que l'on peut cependant sentir au-dessous des fausses côtes.

Le 1 et 2 janvier. Même état.

Le 3. Matité remontant jusqu'à la pointe de l'omoplate. Pas de vibration dans les deux tiers inférieurs. Souffle léger s'entendant tout le long du rachis. En avant, crépitation pleurale fine, souffle à timbre creux. Du côté droit, exagération des signes normaux. Respiration supplémentaire. Le cœur est toujours dévié et bat sous le sternum. Le malade accuse une sensation de tiraillement dans la région précordiale. Pas de suffocation.

Le 4. Thoracentèse (fin du 2e mois). Le trocart donne la sensation de cavités aréolaires que l'on déchire en le faisant mouvoir. L'écoulement du liquide qui dès le début ne se faisait pas régulièrement se régularise par cette manœuvre. On retire 1 litre et 650 gr. de liquide citrin transparent. A mesure que le liquide sort, le cœur revient vers sa place et la matité disparaît. La respiration s'entend, quoique faiblement, dans toute la hauteur du poumon, en arrière crépitation pleurale. Rien à noter pendant le cours de l'opération.

Nuit bonne. La mensuration du thorax donne 0,45 pour les deux côtés. Matité dans le quart inférieur du côté gauche, plus de souffle, pas d'égophonie. Respiration nette en avant, cœur bat à sa place normale bon état général, appétit.

Les 6, 7, 8. Même état, le liquide ne se réproduit pas.

Le 12. Toujours de la matité à la base. La respiration s'entend partout, crépitation pleurale, bon état général.

Le malade sort le 15 février complètement guéri, sans avoir présenté rien de particulier pendant ce laps de temps.

Obs. VI (1). — X..., cocher, 41 ans, entre le 19 juin 1876 à l'hôpital Necker, salle Saint-Louis, n° 8, service de M. Laboulbène.

Rien de particulier dans les antécédents de ce malade. Il y a quinze jours il eut trois frissons avec un point de côté à gauche, depuis lors, il éprouve de la lassitude, il a l'haleine courte et ne peut monter les escaliers.

En arrière : matité complète à gauche, pas d'immobilité absolue des côtes, absence de la respiration, égophonie vers l'angle de l'omoplate, bourdonnement de la voix dans la fosse sus-épineuse, souffle; à droite, sonorité et vibration normales.

En avant : à gauche, matité complète, pas de bruit skodique, silence de la respiration, pas de vibrations, abaissement de la rate. Le cœur est déplacé, on perçoit des battements épigastriques, le maximum des bruits a son siége sous le sternum. Rien à droite. Le malade se couche de préférence sur le côté malade.

Traitement : Chiendent nitré, 2 pilules scille et digitale, vin de quinquina.

21 juin. Respiration supplémentaire à droite, souffle dans la fosse sus-épineuse gauche. Bruit skodique sur ce même côté. Matité absolue dans le reste du poumon. La thoracentèse est pratiquée et donne issue à 2 litres et demi d'un liquide clair et verdâtre. Toux pendant l'opération, le malade se plaint d'étouffements. Après la thoracentèse, la sonorité est revenue en avant. En arrière, on entend le murmure vésiculaire de haut en bas avec quelques frottements pleuraux.

Le 22. Le malade est soulagé, il a peu toussé. Le cœur n'est pas encore revenu complètement à sa place. Sonorité en avant avec frottements pleuraux. En arrière vibrations perçues, moins nettes que du côté droit.

Le 23. Râles de bronchite dans les deux poumons. Pas de réapparition de liquide. Expectoration bronchique.

Le 26. La température qui jusque la avait été de 38° et 39° est descendue à 37° le matin et 38° le soir, remonte à 39,2. Matité gauche, la respiration s'entend jusqu'en bas.

Le 28. Température assez élevée, diarrhée, vibrations thoraciques des deux côtés. Frottements à gauche avec des râles muqueux, quelques râles sous crépitants au sommet droit.

(1) Les obs. VI, VII, VIII dues à l'obligeance de mon collègue et ami le Dr Rodet.

Le 29. Même état.

Le 3 juillet. L'épanchement ne s'est pas reproduit mais le malade se tuberculise, on entend en arrière des râles muqueux dans la fosse sous-épineuse.

Obs. VII. C... (Antoine), 61 ans, employé de commerce, entre le 25 janvier, salle Saint-André.

Malade depuis deux mois, il eut alors de la fièvre et des points de côté vagues. Il fut pris d'une expectoration incessante et de toux, qui l'engagèrent à entrer à l'hôpital.

Voussure thoracique à droite et en arrière, vibrations imperceptibles de ce même côté dans les deux tiers inférieurs, exagérées au contraire au sommet. Absence de la respiration ; en avant mêmes signes, la matité se continue avec celle du foie. Souffle au niveau du sternum. Le foie est abaissé et déborde les fausses côtes de deux travers de doigt. Rien à gauche.

Le malade présente de l'œdème des jambes, il dit n'avoir jamais eu de rhumatismes, et le cœur ne présente aucune altération. Cet œdème daterait de 3 ans.

Langue sale, toux quinteuse suivie d'expectoration non visqueuse. 30 grammes d'eau-de-vie allemande, vin de quinquina.

27 janvier. On perçoit les bruits du cœur jusque dans le dos Mémes signes sthétoscopiques. Pilules scille et digitale.

3 février. Matité dans les deux tiers inférieurs du poumon droit. Déformation thoracique persistante, peu d'oppression, bon état général, souffle le long du rachis.

Le 7. Foie toujours abaissé, tympanisme sous la clavicule, pas de vibrations en avant jusqu'au niveau du mamelon et en arrière jusqu'à l'angle de l'omoplate. Elles sont exagérées au sommet. Oppression depuis deux jours, toux fréquente. Le malade ne peut se coucher sur le côté gauche, l'épanchement a augmenté.

Le 11. Dyspnée toujours considérable. Le foie a baissé de trois travers et demi de doigt, la percussion en est douloureuse.

Le 12. Moins d'oppression.

Le 13. Matité complète en avant et en arrière, à droite.

Le 14. Thoracentèse. Issue de 1 litre et demi de liquide clair et verdâtre. Le malade éprouve des tiraillements et de la douleur, le foie remonte, il y a un soulagement notable. La sonorité est revenue en avant après l'opération; en arrière la matité persiste mais la respiration s'entend dans les deux tiers supérieurs, elle n'existe pas dans le tiers inférieur.

Le 15. L'analyse du liquide a montré qu'il était très-albumineux et tout à fait semblable à celui d'une pleurésie aiguë. La matité existe toujours en arrière, surtout dans le tiers inférieur. Les vibrations ne s'y perçoivent pas. Le foie est encore abaissé, frottements sous l'aisselle.

Le 16. Le malade respire mieux et crache moins.

Le 19. L'épanchement s'est reproduit en assez grande abondance, on en retrouve tous les signes en arrière. Le foie est à trois travers de doigt au-dessous des fausses côtes. Matité.

Le 29. Le malade se cachectise, rougeur au sacrum, pas d'œdème de la paroi thoracique, diarrhée, affaiblissement progressif jusqu'au; 12 mars. Il a toujours de la matité en arrière et des signes d'épanchement; râles de bronchite à gauche.

Le 20 mars. Point de côté à gauche, pas de signes d'épanchement, râles de congestion dans les deux poumons.

Le malade meurt dans le courant d'avril avec de la diarrhée et un état de marasme profond.

Obs. VIII. — N... (Marie), 25 ans, entrée le 9 mai 1876, salle Sainte-Thérèse, n° 13, n'avait jamais été malade, lorsqu'il y a 12 jours, après s'être refroidie elle eut de petits frissons suivis d'un malaise général. Elle travailla cependant encore deux jours puis fut prise de fièvre, avec point de côté à droite. Elle est d'une contitution chétive quoique née de parents bien portants.

Le 9. Nous la trouvons dans la prostration, le décubitus dorsal, la peau chaude. Submatité en avant et à droite, la respiration s'entend. En arrière, du même côté, matité remontant jusqu'à l'angle de l'omoplate, vibrations à peine sensibles, même imperceptibles, à la base, absence presque complète de la respiration, souffle voilé, égophonie ; respiration supplémentaire au sommet gauche, râles de bronchite dans toute l'étendue du poumon. Abaissement du foie, dyspnée considérable, fièvre, température élevée. — Vésicatoire, vin de Trousseau, scille et digitale.

Le 11. La matité remonte jusqu'à l'épine de l'omoplate, fièvre.

Le 15. Vibrations abolies dans toute l'étendue à droite, le foie dédéborde de deux travers de doigt; pouls petit, régulier; température, 38°.

Le 16. La malade se décide à la thoracentèse qui est pratiquée le 19.

Le 19. Devant la dyspnée, l'abaissement du foie et la matité complète en avant et en arrière, on fait la thoracentèse. Issue de 2,230 gr. de liquide citrin, clair et limpide; pas de menace de syncope, toux pendant l'opération; après, l'on constate que la sonorité est revenue en arrière ainsi que les vibrations; respiration perceptible jusqu'en bas, bon état général.

Le 20. Respiration facile, la malade se trouve bien, le murmure vésiculaire s'entend jusqu'en bas.

Le 22. L'état est toujours satisfaisant, il s'est reproduit un peu de liquide; matité dans le quart inférieur.

Le 23. Le foie affleure les fausses côtes; matité dans le tiers inférieur, frottements pleuraux très-nets au-dessus, pas d'égophonie. L'analyse du liquide l'a montré séro-fibrineux.

Le 27. La malade va bien, appétit. Sonorité normale en avant, un peu de matité en arrière, crépitation pleurale.

Le 30. La malade a voulu se lever hier, elle a éprouvé un point de côté à gauche, mais il n'y a pas de signes de pleurésie.

Le 31. État général bon, le point de côté a disparu, pas de signes stéthoscopiques anormaux.

20 juin. La malade quitte l'hôpital complètement guérie.

Obs. IX (1). — Marchal (Élisabeth,) 63 ans, laveuse. Entrée le 11 décembre 1877, salle Saint-Jean, n° 4, service de M. Bucquoy.

Bonne santé antérieurement à cette maladie qui débuta il y a dix jours. Cette femme fit une course un peu longue, rentra très-fatiguée ayant un peu chaud, et le lendemain matin seulement elle sentit une douleur vague occupant tout le côté droit. Elle augmenta bientôt, devint très-forte, empêchait de respirer et s'irradiait jusque dans l'aine du côté correspondant.

La malade s'alite, a de la fièvre, des faiblesses, des sueurs, tousse peu, dort mal, a perdu l'appétit.

11 décembre. A son arrivée elle a des étouffements, sa voix est presque éteinte, le point de côté a diminué, sa faiblesse est très-grande.

On constate du côté droit un vaste épanchement abaissant considérablement le foie et remontant jusqu'à l'épine de l'omoplate. Matité s'arrêtant à ce niveau en arrière et un peu moins haut en avant. Égophonie, souffle dans toute l'étendue pendant l'expiration et s'entendant même à la base.

T. m. 38,7, T.s. 39°. Pouls petit, 96 pulsations.

Le 19. Ponction. On retire 2,300 gr. de liquide citrin. La malade tousse pendant presque toute l'opération.

Le 14. La sonorité est peu revenue, trois ou quatre travers de doigt seulement. Cependant la malade accuse un mieux sensible dans son état général, la fièvre est tombée à 37,8, le pouls est meilleur et plus lent. L'appétit est revenu.

Le 15. La sonorité est plus grande qu'hier. La matité n'existe plus qu'à deux travers de doigt tout à fait à la base. Frottements dans

(1) Cette observ. et les suivantes nous ont été communiquées par M. le Dr Bucquoy.

toute la hauteur ; s'entendent également dans l'aisselle. Il ne se reproduit pas de liquide.

Le 17. L'amélioration persiste, la température est normale. L'appétit et le sommeil sont revenus.

Le 29. Mêmes signes stéthoscopiques, le foie est remonté, on entend encore un peu de submatité, mais très limitée. Plus de toux. Encore quelques frottements.

La malade sort le 2 janvier.

Obs. X. — Coche (Marie,) âgée de 28 ans, domestique. Entre le 7 janvier 1878, salle Saint-Jean, n° 15.

Bonne santé antérieure, pas de maladie de poitrine.

Depuis deux mois, elle éprouvait une douleur dans le côté droit, dont elle souffrait surtout la nuit. Elle ne toussait pas. Il y a huit jours, le point de côté à droite augmenta, en même temps frissons répétés qui ont persisté pendant plusieurs jours; petit accès de toux exaspérant la douleur ; pas d'expectoration ; dyspnée. A son entrée, la malade est abattue, peau chaude, pouls fréquent, langue rouge. Céphalalgie, constipation, respiration fréquente et pénible.

Matité absolue de la moitié inférieure du poumon droit, absence complète de murmure vésiculaire, souffle, égophonie. Rien aux sommet, rien au cœur. Huit ventouses scarifiées.

Le 9. L'épanchement ayant augmenté, ponction avec l'appareil Potain. On retire 1 litre de liquide citrin. Il reste encore du souffle et de l'égophonie après la ponction ; il y a probablement plusieurs poches de liquides séparées dont quelques-unes n'ont pas été vidées.

La malade reste à l'hôpital jusque vers le milieu de février, se lève, a repris de l'embonpoint, mais elle continue à se plaindre de son côté. La percussion et l'auscultation ont révelé jusqu'à sa sortie de la matité à la base et une grande diminution du murmure vésiculaire dans le même point.

Obs. XI. — Bigot (Augustine), 22 ans, passementière. Entrée le 5 janvier 1878, salle Saint-Jean, lit n° 2.

Pas de maladies antérieures.

Il y a huit jours, étant au lavoir, la malade a éprouvé plusieurs grands frissons qui ont duré toute la nuit; en même temps violent point de côté sous le sein gauche, exaspéré à chaque inspiration. La malade a pris le lit de suite et l'a gardé jusqu'à son entrée à l'hôpital. Elle a très-peu toussé pendant ces huit jours; pas d'expectoration, respiration fréquente et douloureuse.

5 janvier. Face rouge, céphalalgie, petites quintes de toux sans expectoration exaspérant la douleur de côté. Matité absolue occupant la moitié inférieure du poumon gauche, absence de murmure vésiculaire à ce niveau et aussi souffle doux, voilé, surtout à l'expiration.

Le 6. La matité occupe les deux tiers inférieurs du poumon gauche, pas de vibrations thoraciques, pas de murmure vésiculaire à droite, matité limitée à la base, le murmure vésiculaire s'entend en ce point ; ni souffle ni autres bruits anormaux. La plus légère pression sur le côté droit détermine une vive douleur.

Traitement : 12 ventouses scarifiées à gauche, 4 à droite, chiendent nitré.

Le soir la douleur du côté droit a diminué.

Le 7. Mêmes signes à gauche; à droite, quelques frottements à la base, vive douleur à la pression.

Le 8. Souffle doux dans toute la hauteur du poumon gauche en avant et en arrière. Le cœur n'est pas déplacé, à droite matité en arrière à la partie moyenne, sonorité en haut et en bas. Souffle au niveau de la matité; le point de côté a disparu, pas d'oppression, facies moins rouge. — Grand vésicatoire à gauche.

Le 9. A gauche, toujours souffle doux à l'expiration dans toute la hauteur du poumon. A droite, matité et égophonie à la partie moyenne, plus de point de côté.

Le 10. L'épanchement augmente, matité gauche en avant et en arrière dans toute la hauteur. Voussure précordiale. Cœur fortement déplacé à droite, souffle dans toute l'étendue du poumon.

Le 11. Même état, dyspnée pendant la nuit.

Le 12. Thoracentèse. 2 litres de liquide citrin; à la suite, dyspnée pendant quatre heures. Le soir elle a disparu. Bon état général, le cœur est revenu à sa place, la respiration s'entend dans toute la hauteur du poumon.

Le 13 et les jours suivants le mieux s'accentue, la dyspnée n'a pas reparu. La respiration s'entend dans toute la hauteur du poumon.

Le 18. La malade commence à se lever, elle a repris son facies normal.

Le 24. Exeat. Elle est complètement guérie. Les forces sont revenues, le murmure vésiculaire s'entend dans toute la hauteur du poumon.

Obs. XII. — Petit (Elisabeth), 52 ans, journalière. Entrée le 7 décembre 1877, salle Saint-Jean, lit n° 17.

Pas de maladies antérieures. Souffrante depuis six semaines environ. A cette époque, étant en sueurs, et travaillant dans les champs, elle fut mouillée par la pluie et bientôt après éprouva des frissons et un point de côté à droite. Elle toussait presque continuellement et fut obligée de s'aliter environ huit jours après.

Elle resta couchée chez elle cinq semaines, ayant toujours son point de côté, gênée pour respirer et toussant continuellement ; néanmoins, elle allait et venait dans sa chambre, s'exposant sans cesse à de nouveaux refroidissements et elle finit par entrer à l'hôpital.

8 décembre. On constate à son entrée tous les signes d'un épanchement considérable à droite. Le foie est abaissé de deux travers de doigt. En haut, le liquide remonte jusqu'à l'épine de l'omoplate. Matité, souffle au sommet, égophonie. Pas d'appétit. La malade dort assez bien et demande à être vite débarrassée.

Le 12. On lui fait une ponction et on retire 3,100 gr. d'un liquide séreux, jaunâtre.

Le 13. La peau n'est pas chaude, la malade a bien dormi, elle demande à manger.

La sonorité est revenue à peu près dans toute la hauteur ; un peu de matité encore à la base, mais dans un espace tout à fait limité et seulement en arrière; frottements dans toute l'étendue s'entendant en avant et en arrière. Un peu d'égophonie à la base. Toux sèche, fréquente. pouls normal.

Le 17. L'épanchement se reproduit, la matité est plus grande et remonte jusqu'à la pointe de l'omoplate. Néanmoins, le foie est moins abaissé; égophonie, souffle dans la fosse sous-épineuse et frottements dans presque toute la hauteur et dans l'aisselle. L'état général est satisfaisant, la malade mange peu mais dort assez bien.

Le 19. Elle demande à sortir pour surveiller ses enfants et ne veut pas rester plus longtemps à l'hôpital. — On donne aujourd'hui 20 gr. d'eau-de-vie allemande.

Le 20. Exeat.

Obs. XIII. — Legendre, 20 ans, domestique. Entre le 13 juin 1877, salle Sainte-Marie, lit n° 6.

Bien portant d'habitude, pas d'autres maladies.

10 juin. Violente douleur dans le côté gauche, frissons répétés, dyspnée. Entre le 13 juin à l'hôpital. Pouls à 96 pulsations. T, 39,8. Langue sale, oppression, douleur au niveau du mamelon gauche.

Matité dans toute l'étendue du poumon de ce côté jusque dans le fosse sus-épineuse, sonorité skodique en avant. Cœur refoulé à droite, la pointe est à 5 centimètres du mamelon gauche. Battements réguliers. Souffle doux expiratif dans toute la hauteur du poumon en arrière. Il semble plus profond à la base, et la respiration ne s'entend que très-faiblement. Égophonie dans toute l'étendue, diminution des vibrations thoraciques. Pas de râles. En avant et dans l'aisselle, souffle doux, égophonie immédiatement sous la clavicule. La respiration s'entend bien. En haut elle est puérile; à droite, respiration supplémentaire. Le cirtomètre mesure 1 centimètre de plus à droite qu'à gauche.

Le 15. Même signes, l'épanchement ne semble pas avoir augmenté en arrière. En avant le souffle s'entend jusque sous la clavicule où l'on trouve de la matité. T. m. 39,5; s. 39,7.

Ponction. 1,800 grammes de liquide citrin qui n'est pas devenu sanguinolent même à la fin de l'opération. Quelques petits accès de toux vers la fin. Immédiatement après, la respiration s'entend en avant dans le tiers supérieur; à la base il y a toujours du souffle, de la faiblesse du murmure vésiculaire et de l'égophonie. La matité persiste dans toute l'étendue.

Le 16. Frottements dans les deux tiers supérieurs en avant, faiblesse de la respiration à la base. Le cœur a repris sa place normale. Bon état général. La fièvre est tombée.

Le 22. T. m. 37°; s. 38°. Matité complète à la base. Submatité dans les deux tiers supérieurs, murmure vésiculaire faible en bas. Pas de frottements. Ni souffle ni égophonie en arrière. Murmure vésiculaire normal, frottements nombreux en avant. État général excellent.

Ces signes disparaissent presque complètement et le malade sort le 1er juillet présentant encore de la submatité et quelques frottements.

Obs. XIV.— D... (Joseph), 61 ans, tailleur, entre le 14 novembre 1877, salle Sainte-Marie, lit n° 9.

Cet homme a toujours joui d'une bonne santé. Depuis quatre mois il se sent moins bien portant, se fatigue plus facilement. A la courbature générale dont il se plaint il faut ajouter une douleur vague siégeant dans le côté gauche.

10 novembre. En quittant son travail il a été pris d'un violent point de côté à gauche avec frissons qui se sont répétés les jours suivants; il y a eu en même temps de la fièvre qui l'a obligé de garder le lit. Peu de toux. Pas d'expectoration.

Le 14. A son entrée il ne présente qu'une dyspnée modérée, pouvant se coucher indistinctement sur l'un ou l'autre côté. Il ne tousse pas. Il a le teint pâle, la peau chaude. T. 38,5. Lorsqu'il parle, sa voix est entrecoupée, il se plaint de palpitations de cœur, il ne crache pas.

Du côté gauche. Submatité dans toute l'étendue du poumon jusqu'à l'épine de l'omoplate. Sonorité skodique sous la clavicule, et matité complète sous l'aisselle remontant en avant jusqu'au dessus du mamelon. Le cœur est déplacé, il est à 6 centimètres en dedans du mamelon gauche, on ne peut en sentir les battements par la palpation.

En arrière pas d'abolition des vibrations thoraciques. Souffle doux s'étendant depuis l'épine de l'omophate jusqu'en bas. Il est plus intense sous l'aisselle et se perçoit encore en avant dans la région précordiale. Égophonie au même niveau. Rien du côté droit. Vésicatoires. Chiendent nitré.

Le 17. La matité remonte en avant jusqu'au deuxième espace intercostal, le cœur bat sous le sternum. Toujours du souffle et de l'égophonie. La dyspnée n'est pas très-considérable. Sueurs abondantes.

Le 21. L'oppression a augmenté. Le souffle est beaucoup plus intense.

Le 22. Thoracentèse. 2,200 grammes de liquide citrin. Le malade a toussé un peu pendant l'opération. Dans la soirée expectoration albumineuse assez abondante. Il respire mieux. Le cœur n'est pas tout à fait à sa place normale. Plus de souffle. On en entend le murmure vésiculaire et quelques frottements.

Le 23. La pointe du cœur est revenue à sa place. La sonorité est normale en avant. Le murmure vésiculaire s'y entend bien. En arrière il y a encore de la submatité, de la diminution des vibrations thoraciques, des frottements partout excepté sous l'aisselle où l'on entend encore un souffle expiratif doux et un peu d'égophonie.

Le 26. L'épanchement ne s'est pas reproduit. L'état général est bon. Plus de dyspnée.

Le 28. Le cœur est à sa place. Légère égophonie à la base. Sueurs abondantes pendant la nuit. Peau un peu chaude, mais pas d'élévation de la température.

Eau-de-vie allemande 20 grammes. Sp. de nerprun 20 grammes.

Le 29. La sonorité est normale. Le souffle remonte au niveau de l'épine de l'omoplate, il est plus rude. Il y a de l'égophonie.

2 décembre. Ces signes s'accentuent. Le souffle s'entend dans toute l'étendue de la poitrine et s'étend vers l'aisselle. Le cœur n'est pas déplacé. Pot. : 4 grammes acétate de potasse.

Le malade sort le 31 décembre complètement guéri.

Obs. XV. — M..., 36 ans, tailleur de pierres, entre le 23 mai 1876, salle Saint-Louis, n° 12.

Cet homme n'avait jamais été malade lorsqu'il y a un mois il éprouva à la suite d'un refroidissement un point de côté en dehors du mamelon gauche, suivi de frissons réitérés et d'une toux sèche, quinteuse, sans expectoration. Un médecin consulté lui fit appliquer deux vésicatoires sans résultat. Hors d'état de travailler il entre à l'hôpital.

24 Mai. Dyspnée ; décubitus indifférent sur l'un et l'autre côté. Le

point de côté a disparu. La toux a les mêmes caractères. Appétit assez bon. Pas de fièvre.

Matité à gauche jusqu'à l'épine de l'omoplate, vibrations thoraciques à peine sensibles en ces points. Absence de la respiration. Souffle voilé à l'expiration. Égophonie. En avant, matité absolue jusqu'à la clavicule, pas de murmure vésiculaire. Le cœur est refoulé vers le sternum. Rien dans le poumon droit.

Le 25. Thoracentèse. Liquide limpide jaune orange, 1,250 grammes. Quelques quintes de toux pendant l'opération. Après, la sonorité est revenue presque complètement on arrière. En avant, matité dans le tiers inférieur, le cœur est revenu presque à sa place.

Le 27. Vibrations thoraciques très-perceptibles, crépitation pleurale à la base. Matité à ce niveau, en arrière et en avant.

Le 29. Le malade va très-bien. Le cœur a repris sa place normale. Frottements en avant et en arrière. Un peu de diarrhée.

Le 30. Appétit. La diarrhée s'est arrêtée. Bon état général.

3 juin. Frottements pleuraux très-nets, pas trace de liquide.

Le malade sort guéri le 6.

Obs. XVI. — J..., forgeron, entre le 18 juin 1886, salle Saint-Louis, lit n° 14.

Rien à noter dans les antécédents pathologiques de ce malade. Il entre pour un point de côté et une oppression dont il souffre depuis trois mois. La douleur a débuté à gauche. Néanmoins il avait continué son travail et s'est arrêté parce que le point de côté le faisait beaucoup souffrir depuis huit jours.

Le 14. A l'examen du thorax: Immobilité des côtes à gauche pendant la respiration. Sonorité skodique sous la clavicule. Matité dans le reste du poumon. Vibrations thoraciques affaiblies en arrière, matité absolue de haut en bas. Souffle dans toute l'étendue, égophonie.

Le cœur bat sous le sternum. Respiration supplémentaire à droite. Pas de bruits anormaux.

Traitement: 20 gr. eau-de-vie allemande, chiendent nitré. Potion: nitrate de potasse, 6 grammes.

Le 16. Mêmes signes que précédemment. On pratique la *thoracentèse* : 2,750 gr. de liquide citrin ; quintes de toux pendant l'opération. Le malade se sent soulagé. On constate alors: la sonorité et les vibrations thoraciques revenues. Le cœur s'est rapproché du mamelon. Le murmure vésiculaire s'entend en arrière accompagné de frottements pleuraux peu nombreux.

Le 17. Peu d'appétit. Toux abondante la nuit, sans expectoration. Le cœur a repris sa place. La respiration s'entend partout. Les vibrations thoraciques sont nettement perçues. Crépitation pleurale à la base.

Le 19 et les jours suivants cet état se maintient, le 22 le malade demande à sortir, mais on le retient encore et il sort le 24 dans un état très-satisfaisant.

TABLEAUX STATISTIQUES

SOURCES d'où ont été tirés les documents.	DATE de la ponction à partir du début.	QUANTITÉ et nature du liquide retiré.	ACCIDENTS ayant accompagné ou suivi l'opération.	RÉCIDIVES ayant nécessité une ou plusieurs ponctions.	DATE de la guérison après la première ponction.	MORT.	OBSERVATIONS.
Obs. inédites de notre thèse.	19e jour.	GRAM. 1.125 sérosité citrine	»	»	21e jour.	»	
	16e jour.	1.500	»	»	52e jour.	»	Le liquide s'est reproduit.
	26e jour.	2.500	»	»	26e jour.	»	Id.
	17e jour.	3.000	»	»	17e jour.	»	Id.
	60e j. (?).	1.650	»	»	30e jour.	»	Pas de reproduction du liquide.
	17e jour.	2.500	Suffoc. pend. l'opér.	»	12e jour.	»	
	2 m. 1/2	1.500	»	»	»	1	Reproduc. abondante 5 j. après la ponction. Mort dans le marasme
	22e jour.	2.230	»	»	12e jour.	»	Liquide reproduit en petite quantité.
	12e jour.	2.000	»	»	19e jour.	»	Pas de reproduction du liquide.
	10e jour.	1.000	»	»	1 m. (?).	»	Nous prenons ici comme point de départ la poussée aiguë survenue il y a huit jours.
	15e jour.	2.000	Dyspn. durant 4 h. ap. l'opér.	»	12e jour.	»	Pas de reproduction.
	7e sem.	2.100	»	»	8e j. (?).	»	Reproduction cinq jours après.
	5e jour.	1.800	»	»	15e jour.	»	
	12e jour.	2.200	Expect. albumin.	»	8e jour.	»	Pas de reproduction.
	5e sem.	1.250	»	»	7e jour.	»	
	3e mois.	2.750	»	»	8e jour.	»	Le malade sort dans un état satisfaisant. Le liquide ne s'est pas reproduit.
Th. Fortin 1869.	12e jour.	4.000	»	»	Guérison lente.	»	

SOURCES d'où ont été tirés les documents.	DATE de la ponction à partir du début.	QUANTITÉ et nature du liquide retiré.	ACCIDENTS ayant accompagné ou suivi l'opération.	RÉCIDIVES ayant nécessité une ou plusieurs ponctions.	DATE de la guérison après la première ponction.	MORT.	OBSERVATIONS.
		GRAM.					
Th. Fortin 1869 (suite)	10e jour.	2.400	»	»	8e jour.	»	
	18e jour.	2.250	»	»	8e jour.	»	
	19e jour.	2.500	»	»	14e jour.		
	18e jour.	4.000	»	»	rapide.	»	
	19e jour.	1.100 sérosité verdâtre	»	»	qq.mois.	»	
	9e jour.	800	»	»	10e jour.	»	
	30e jour.	1.500	»	»	8e jour.	»	
	13e jour.	(?)	»	»	6e jour.	»	
	14e jour.	2.000	»	»	16e jour.	»	
	32e jour.	2.000	»	»	(?)	»	
	13e jour.	1.000	»	»	6e jour.	»	
	18e jour.	2.500	»	»	rapide.	»	
	20e jour.	3.000	»	»	rapide.	»	
	9e jour.	1.800	»	»	rapide.	»	
	13e jour.	1.750	»	»	très-rap.	»	
	14e jour.	1.500	»	»	15e jour.	»	
	22e jour.	1.850	»	»	15e jour.	»	
	du 12e au 15e j.	2.000	»	»	rapide.	»	
	12e jour.	2.500	»	»	17e jour.	»	
	16e jour.	3.000	»	»	complet.	»	Sans reproduction du liquide.
	18e jour.	3.000	»	»	lente.	»	Liquide reproduit.
	18e jour.	1.500	»	»	rapide.	»	Reproduction du liquide.
	25e jour.	2.000	»	»	rapide.	»	Id.
	14e jour.	2.500	»	»	rapide.	»	Sans reproduction.
	42e jour.	3.000	»	»	1 mois.	»	
	7e jour.	2.500	»	»	15e jour.	»	
	12e jour.	3.000	»	»	rapide.	»	Sans reproduction.
	4e jour.	1.500	»	»	très-rap.	»	Id.
	11e jour.	1.800	»	»	rapide.	»	
	37e jour.	2.500	»	»	20e jour.	»	Diaphorèse abondante.
	10e jour.	3.500	»	»	rapide.	»	Sans reproduction.
	33e jour.	550	»	5 j. ap. 2e ponction, liquide v. 3e ponction, pus	»	1	
	23e jour.	3.000	»	»	(?)	»	
	(?)	2.600	»	»	(?)	»	
	18e jour.	2.500	»	»	rapide.	»	Sans reproduction.
	13e jour.	2.000	»	»	8e jour.	»	
	12e jour.	1.200	»	»	15e jour.	»	
	15e j. (?).	1.750	»	»	3e sem.	»	

SOURCES d'où ont été tirés les documents.	DATE de la ponction à partir du début.	QUANTITÉ et nature du liquide retiré.	ACCIDENTS ayant accompagné ou suivi l'opération.	RÉCIDIVES ayant nécessité une ou plusieurs ponctions.	DATE de la guérison après la première ponction.	MORT.	OBSERVATIONS.
		GRAM.					
Th. Fortin (suite)	10e jour.	1.200	»	»	lente.	»	Le peu de liquide laissé dans la plèvre très-long à se résorber.
	36e jour.	3.500	»	»	(?)	»	Le malade sort le 10e j. non guéri.
	18e jour.	2.000	»	»	très-rap.	»	
	13e jour.	2.000	»	»	id.	»	
	13e jour.	3.500	»	»	rapide.	»	
	12e jour.	2.500	»	»	10e jour.	»	
	11e jour.	2.000	»	»	rapide.	»	
	15e jour.	2.000	»	»	rapide.	»	
	8e jour.	2.000	»	»	8e jour.	»	
	18e j. (?).	3.500	»	2 récidives. 1re fois: 1.800 2e fois : 1.290 pas de pus.	»	1	Péritonite.
	30e jour.	4.700	»	»	1 mois.	»	Reproduction du liquide.
	18e jour.	1.300	»	»	»	»	Le malade a guéri après de nombreuses oscillations dans la marche de sa convalescence.
	16e jour.	3.000	»	»	rapide.	»	
	15e jour.	2.000	»	»	prompte.	»	
	30e jour.	4.700	»	»	id.	»	Reproduction du liquide.
	9e jour.	3.550	»	»	très-rap.	»	
	14e jour.	2.300	»	»	6e jour.	»	
	35e jour.	3.200	»	»	(?)	»	
	13e jour.	(?)	»	»	rapide.	»	Sans reproduction.
	21e jour.	2.400	»	»	id.	»	
	20e jour.	3.000	»	»	id.	»	
	13e jour.	1.850	»	»	id.	»	
	20e jour.	1.500	»	»	7e jour.	»	
	31e jour.	2.400	»	»	(?)	»	
	16e jour.	2.000	»	»	8e jour.	»	
	17e jour.	3.000	»	»	rapide.	»	
	23e jour.	4.000	»	»	id.	»	
	21e jour.	3.000	»	»	12e jour.	»	
	15e jour.	2.500	»	»	rapide.	»	
	19e jour.	2.000	»	»	lente.	»	
	25e jour.	2 750	»	»	3e sem.	»	

SOURCES d'où ont été tirés les documents.	DATE de la ponction à partir du début.	QUANTITÉ et nature du liquide retiré.	ACCIDENTS ayant accompagné ou suivi l'opération.	RÉCIDIVES ayant nécessité une ou plusieurs ponctions.	DATE de la guérison après la première ponction.	MORT.	OBSERVATIONS.
		GRAM.					
Th. Fortin 1869 (suite)	30e j. (?).	2.400	»	»	»	1	Entrée de l'air pendant l'opération. Reproduction du liquide, qui nécessite six thoracentèses : mort. Variole intercurrente.
	4e jour.	2.800	»	»	»	»	Fistule. Insuccès.
	5e jour.	2.800	»	»	très-rap.	»	
	60e jour.	3.000	»	»	8e jour.	»	
	60e jour.	2.500	»	»	»	1	
	22e jour.	1.500	»	»	»	1	
	6e jour.	1.300	»	»	11e jour.	»	
	23e jour.	1.108	»	»	rapide.	»	
	26e jour.	2.500	»	»	id.	»	
	7e jour.	1.750	»	»	très-rap.	»	
	26e jour.	750	»	»	rapide.	»	
	18e jour.	2.000	»	»	trés-rap.	»	
	15e jour.	2.500	»	»	8e jour.	»	
	13e jour.	1.500	»	»	très-rap.	»	
	36e jour.	1.200	»	»	rapide.	»	
Th. Giraux	14e jour.	1.500	»	»	1 mois.	»	
1875	20e jour.	3.100	»	»	(?)	»	Le liquide s'est reproduit et fait penser à la possibilité d'une seconde ponction.
	?	?	»	»	»	1	Trois ponctions avaient été faites. Pas trace de tubercules à l'autopsie.
Th. Jobbé-Duval, 1875	Vers le 30e jour.	3.000	»	»	1 mois.	»	Le malade fut opéré en plein état fébrile et le liquide ne se reproduisit pas.
	?	2.000	»	»	13e j. (?).	»	Ponction d'urgence, le malade sortit sur sa demande.
T. Lemoine 1876	14e jour.	2.400	»	»	15e jour.	»	
	12e jour.	900	»	8 j. ap. nouv. ponct.	34e jour.	»	750 gr. de liquide citrin.
	19e jour.	600	»	»	32e jour.	»	
	12e jour.	1.000	»	6 j. ap. 2e ponc.	25e jour.	»	600 gr. de sérosité.

SOURCES d'où ont été tirés les documents.	DATE de la ponction à partir du début.	QUANTITÉ et nature du liquide retiré.	ACCIDENTS ayant accompagné ou suivi l'opération.	RÉCIDIVES ayant nécessité une ou plusieurs ponctions.	DATE de la guérison après la première ponction.	MORT.	OBSERVATIONS.
		GRAM.					
T. Lemoine 1876 (suite)	21e jour.	1.800	»	4 j. ap. 2e ponc.	30e jour.	»	509 gr. sérosité.
	8e jour.	3.200	»	»	15e jour.	»	
	12e jour.	1.500	»	»	34e jour.	»	
	15e jour.	1.640	»	»	22e jour.	»	
	19e jour.	1.500	»	»	39e jour.	»	
	20e jour.	4.665	»	»	21e jour.	»	
	13e jour.	2.700	»	»	18e jour.	»	
	10e jour.	1.700	»	»	15e jour.	»	
	12e jour.	2.300	»	»	10e jour.	»	
	13e jour.	1.450	»	»	13e jour.	»	
	9e jour.	1.900	»	»	16e jour.	»	
	11e jour.	1.420	»	»	22e jour.	»	
	14e jour.	860	»	»	14e jour.	»	
	12e jour.	2.400	»	»	26e jour.	»	
	12e jour.	1.700	»	9 j. ap. 2e ponc.	38e jour.	»	2300 gr. de sérosité
	14e jour.	1.525	»	6 j. ap. 2e ponc.	44e jour.	»	1100 —
Widal loc. cit.	19e jour.	2.150	»	»	9e jour.	»	Sur 21 malades ponctionnés par M. Widal pendant la période fébrile. 5 guéris immédiatement. 10 guéris du 6e au 12e jour. 5 guéris du 13e au 19e jour. 2 ponctionnés à plusieurs reprises. Purulence.
	12e jour.	1.500	»	»	7e jour.	»	
	18e jour.	2.300	»	»	15e jour.	»	
	15e jour.	800	»	»	7e jour.	»	
	10e jour.	1.700	»	»	7e jour.	»	
	7e jour.	1.400	»	»	8e jour.	»	
Blachez gaz. des hôp. 1869	60e jour.	2.000	»	»	13e jour.	»	
	5e mois.	1.500	»	»	(?)	»	
	37e jour.	(?)	»	»	8e jour.	»	
	7e jour.	(?)	»	»	20e jour.	»	
	60e jour.	1.200	»	»	15e jour.	»	
	20e jour.	1.100	»	8 j. ap. 2e ponc.	(?)	»	2.250 gr. de liquide citrin.
Th. Beaussir 1874	5e sem.	2.000	»	»	28e jour.	»	
	7e jour.	1.800	»	»	(?)	»	
	10e jour.	1.000	»	»	»	1	Le liquide retiré à la 1re ponction était purulent.
Th. Géraud 1874	13e jour.	4.200	»	13 j. ap. 2e ponc.	(?)	»	1re ponction 2.800 séro-purulent. 2e ponction, pus.

SOURCES d'où ont été tirés les documents.	DATE de la ponction à partir du début.	QUANTITÉ et nature du liquide retiré.	ACCIDENTS ayant accompagné ou suivi l'opération.	RÉCIDIVES ayant nécessité une ou plusieurs ponctions.	DATE de la guérison après la première ponction.	MORT.	OBSERVATIONS.
		GRAM.					
Th. Géraud 1874 (suite)	11e jour.	1.800	»	12 j. ap. 3e ponc.	(?)	»	1re pontion, 500 g. pus. 2e ponction, 400 g. pus. 3e ponction, 400 g. (empyème).
	14e jour.	2.100	»	»	(?)	»	
	4e mois.	4.000	»	»	(?)	»	
Th. Lefèvre 1875	3e sem.	1.800	»	7 j. ap. 2e ponc.	»	1	1re ponction, 2.100 gr. liquide trouble. 2e ponction, pus (empyème).
	12e jour.	2.000	»	»	(?)	»	Dans tous ces cas la guérison s'est produite, mais nous ignorons comb. de temps après la ponction.
	11e jour.	600	»	»	(?)	»	
	13e jour.	2.200	»	»	(?)	»	
	3e mois.	2.200	»	»	(?)	»	
	2e sem.	2.150	»	»	(?)	»	
	8e jour.	2.100	»	pus, 3 mois après.	(?)	»	
	11e jour.	600	»	»	(?)	»	
	15e jour.	2.900	»	»	(?)	»	
	18e jour.	230	»	»	(?)	»	
Constantin Paul, gaz. des hôp. 1872	75e jour.	3.100	»	»	90e jour.	»	
	15e jour.	1.640	»	»	36e jour.	»	
	12e jour.	1.500	»	»	47e jour.	»	
	21e jour.	2.500	»	»	56e jour.	»	
	25e jour.	4.665	»	»	65e jour.	»	
	15e jour.	2.900	»	»	81e jour.	»	
	15e jour.	700	»	»	30e jour.	»	
	20e jour.	2.300	»	»	30e jour.	»	
Lacaze Du Thires Th. 1851	11e jour.	1.500	»	»	(?)	»	
	12e jour.	400	»	»	lente.	»	
	10e jour.	2.400	»	»	18e jour.	»	
	13e jour.	2.250	»	»	19e jour.	»	
	19e jour.	2.500	»	»	32e jour.	»	
	18e jour.	4.000	»	»	22e jour.	»	
	19e jour.	1.400	»	»	lente.	»	
	9e jour.	800	»	»	25e jour.	»	
	30e jour.	1.500	»	»	34e jour.	»	
	13e jour.	(?)	»	»	19e jour.	»	
	14e jour.	2.000	»	»	30e jour.	»	
	32e jour.	2.000	»	»	(?)	»	
	13e jour.	1.000	»	»	19e jour.	»	
	18e jour.	2.500	»	»	(?)	»	
	26e jour.	3.000	»	»	rapide.	»	

SOURCES d'où ont été tirés les documents.	DATE de la ponction à partir du début.	QUANTITÉ et nature du liquide retiré	ACCIDENTS ayant accompagné ou suivi l'opération.	RÉCIDIVES ayant nécessité une ou plusieurs ponctions.	DATE de la guérison après la première ponction.	MORT.	OBSERVATIONS.
		GRAM.					
Th. Lacaze	9e jour.	1.800	»	»	rapide.	»	
Du Thires 1851	8e jour.	1.000	»	»	lente.	»	
Th. de	6e jour.	2.000	»	»	15e jour.	»	
Brokowski	20e jour.	1.000	»	»	»	1	
1872	11e jour.	7.000?	»	2 ponc.	42e jour.	»	
Castiaux	42e jour.	900	»	»	rapide.	»	
Th. 1873	21e jour.	1.500	»	»	»	1	Épanchement devenu purulent.
	21e jour.	(?)	»	7 ponc.	(?)	»	
	15e jour.	3.000	Exp. de 3 verres de sér.	»	30e jour.	»	
	20e jour.	5.500	»	»	25e jour.	»	
	23e jour.	5.000	»	»	45e jour.	»	
	25e jour.	(?)	»	»	40e jour.	»	
	9e jour.	1.200	»	»	18e jour.	»	
	16e jour.	1.250	»	2 ponc.	40e jour.	»	
	9e jour.	2.220	»	»	25e jour.	»	
	8e jour.	(?)	»	2 ponc.	37e jour.	»	
	12e jour.	2.335	»	»	22e jour.	»	
	8e jour.	2.000	»	»	30e jour.	»	
	9e jour.	2.000	»	»	36e jour.	»	
	11e jour.	2.100	»	»	23e jour.	»	
	22e jour.	2.400	»	»	37e jour.	»	
	10e jour.	1.500	»	»	22e jour.	»	
	?	900	»	2 ponc.	(?)	»	
	14e jour.	(?)	»	2 ponc.	48e jour.	»	
	5e jour.	(?)	»	2 ponc.	40e jour.	»	
	16e jour.	(?)	»	3 ponc.	72e jour.	»	
	15e jour.	2.300	»	»	65e jour.	»	
	26e jour.	1.060	»	»	86e jour.	»	
	23e jour.	1.100	»	»	50e jour.	»	
	30e jour.	370	»	»	40e jour.	»	
	22e jour.	(?)	»	2 ponc.	38e jour.	»	
	40e jour.	sérosité trouble	»	»	82e jour.	»	
	60e jour.	(?)	»	»	10e jour.	»	
	57e jour.	510	»	»	77e jour.	»	
	3e sem.	1.000	Intro d. d'air dans la plèvre.	6 j. ap. 2e ponc.	25e jour.	»	Dans cette observation aucun accident n'est résulté de l'entrée de l'air dans la plèvre. La 2e ponction n'a été faite que pour s'assurer de la reproduction de l'épanchement.

SOURCES d'où ont été tirés les documents.	DATE de la ponction à partir du début.	QUANTITÉ et nature du liquide retiré.	ACCIDENTS ayant accompagné ou suivi l'opération.	RÉCIDIVES ayant nécessité une ou plusieurs ponctions.	DATE de la guérison après la première ponction.	MORT.	OBSERVATIONS.
		GRAM.					
Th. Castiaux (suite)	21e jour.	1.800	»	4 j. ap. 2e ponc.		»	
	4e sem.	(?)	»	»	13e jour.	»	
	48e jour.	110	»	»	1 mois.	»	
Ligerot Th. 1872	6e jour.	3 300	»	»	9e jour.	»	
	13e jour.	2.500	»	»	13e jour.	»	
	5e sem.	1.000	»	»	3e sem.	»	
	1re sem.	850	»	»	8e jour.	»	
	?	900	»	»	rapide.	»	
	1re sem.	1.000	Introd. de l'air.	» »	18e jour.	»	
	11e jour.	3.775	Id.	»	1 mois.	»	
	?	500	Id.	»	9e jour.	»	
Patel Th. 1872	30e jour.	1.500	»	»	21e jour.	»	
	16e jour.	5.000	»	40 j. ap. 2e ponc. pus.	»	1	
	30e jour.	1.500	»	»	3 mois.	»	
	11e jour.	2.500	Catarr. pulm. après l'opér.	»	20e jour.	»	
	17e jour.	2.500	»	»	21e jour.	»	
	35e jour.	3.500	»	20 j. ap. 2e ponc.	36e jour.	»	
	30e jour.	2.000	»	»	23e jour.	»	
	25e jour.	4.000	»	»	9e jour.	»	
	23e jour.	3.000	»	»	20e jour.	»	
	3e sem.	500 à droite 3.000 à gauche	»	»	1 mois.	»	Chez cette malade l'épanchement, d'abord à droite, ensuite à gauche, a nécessité une ponction pour chacun des côtés. Pas de reproduction du liquide.
	14e jour.	1.000	»	»	23e jour.	»	Affaissement du thorax.
	24e jour.	1.000	»	»	18e jour.	»	
	3e mois.	4.000	»	»	1 mois.	»	
Fiselbrand Th. de Paris 1876	24e jour.	1.835	»	»	32e jour.	»	
	34e jour.	1.005	»	»	39e jour.	»	
	33e jour.	2.500	»	menace de syncope pendant l'opér.	64e jour.	»	
						»	

SOURCES d'où ont été tirés les documents.	DATE de la ponction à partir du début.	QUANTITÉ et nature du liquide retiré.	ACCIDENTS ayant accompagné ou suivi l'opération.	RÉCIDIVES ayant nécessité une ou plusieurs ponctions.	DATE de la guérison après la première ponction.	MORT.	OBSERVATIONS.
		GRAM.					
Fiselbrand, th. de Paris 1876. (suite)	37e jour.	1.500	»	»	(?)	»	Malade laissé en bon état.
	19e jour.	1.335	»	»	85e jour.	»	
	10e jour.	2.500	»	»	33e jour.	»	
	7e jour.	80	»	»	28e jour.	»	
	65e jour.	2.500	»	oppress. pend. l'opér.	74e jour.	»	
	5e jour.	3.800	»	»	25e jour.	»	
	13e jour.	2.500	»	»	30e jour.	»	
	30e jour.	(?)	»	»	»	1	
Mercadier	19e jour.	2.250	»	»	33e jour.	»	
Th. 1876	14e jour.	3.200	»	»	(?)	»	Malade laissé en traitement.
	25e jour.	1.250	»	»	32e jour.	»	
	10e jour.	800	»	»	»	1	Le liquide retiré était purulent.
Bachelard	6e mois.	1.500	»	3 ponct.	(?)	»	Guérison douteuse.
Th. 1873	35e jour.	3.000	»	»	42e jour.	»	
	45e jour.	1.500	menace de syncope	»	75e jour.	»	
	12e jour.	2.500	»	»	20e jour.	»	
	15e jour.	3.500	»	»	24e jour.	»	
	6e jour.	1.800	»	»	38e jour.	»	
Berruyer	23e jour.	1.500	»	»	53e jour.	»	
Th. 1872	8e jour.	1.800	»	2 ponct.	38e jour.	»	
	21e jour.	3.000	menace de syncope	»	30e jour.	»	
	14e jour.	100	»	»	24e jour.	»	
	21e jour.	300	»	»	23e jour.	»	
	10e jour.	1.300	»	»	18e jour.	»	
Léon Petit	3e sem.	2.500	»	»	17e jour.	»	
Th. 1872							
Th. Pilet	13e jour.	2.125	»	»	22e jour.	»	
1872	2e sem.	5.250	»	»	12e jour.	»	
	4e jour.	1.900	»	2e ponc.	13e jour.	»	
	9e jour.	3.000	»	»	qq. jours.	»	Dès le lendemain, le malade entrait en convalescence.
	9e jour.	1.500	»	»	qq. jours.		

On peut voir par cette longue série de faits combien rares ont été les cas de mort par la pratique de la thoracentèse (14 sur près de 300 obs.), et il importe de remarquer surtout l'influence exercée par la durée de l'épanchement sur la rapidité de la guérison. Parmi nos observations les épanchements qui ont disparu le plus vite sont presque tous ceux qui ont été évacués dans les vingt premiers jours de leur apparition. Il semble donc exister un rapport direct entre la précocité de la ponction et la rapidité de la guérison. Ces remarques cadrent du reste parfaitement avec celles de Dupré, de Montpellier, dont la statistique porte :

Sur 47 épanchements opérés dans la deuxième semaine 46 guérisons.

En Angleterre les résultats sont analogues:

Dans la thèse de M. Legrand de la Liraye, 1873, nous trouvons le tableau suivant indiquant l'influence de la durée de l'épanchement sur le résultat de l'opération.

DURÉE DE L'ÉPANCHEMENT.	NOMBRE DE CAS.	GUÉRISON.	AMÉLIORATION.	MORT.
De 1 à 2 semaines.	11	8	1	2
De 2 semaines à 1 mois.	26	16	2	8
De 2 à 3 mois.	9	4	1	4
De 3 à 6 mois.	6	2	1	3
De 6 à 12 mois.	3	1	0	2
De 12 à 16 mois.	1	1	»	»

Mettons en parallèle le tableau résumé de notre statistique et nous aurons :

DURÉE DE L'ÉPANCHEMENT.	NOMBRE DE CAS.	GUÉRISON.	AMÉLIORATION OU INSUCCÈS.	MORT.
De 1 à 20 jours.	176	171	1 insuccès.	4
De 20 jours à 2 mois.	80	73	1 insuccès.	6
De 2 mois à 4 mois et plus.	7	5	1	1
TOTAL.....	263			

Les observations non mentionnées parmi les 276 que nous avons recueillies, sont celles où l'on n'a pu préciser soit le début, soit la date de la ponction ou encore celle de la guérison.

CONCLUSIONS.

De nos propres observations et de la statistique précédente nous nous croyons autorisé à conclure une fois de plus à la parfaite innocuité de la thoracentèse.

Par elle la mortalité loin d'être plus considérable qu'avec tout autre moyen de traitement est au contraire diminuée.

Nous sommes persuadé, par les chiffres, qu'elle n'est pour rien dans la transformation purulente de l'épanchement et l'évolution de la tuberculose.

Et enfin, point capital, nous nous croyons à même d'affirmer qu'elle est d'autant plus active qu'elle est pratiquée plus tôt, et qu'elle doit être faite dans les vingts premiers jours qui suivent le début de la maladie.

Paris. A. PARENT, imprimeur de la Faculté de Médecine, rue Mr-le-Prince, 31

www.ingramcontent.com/pod-product-compliance
Ingram Content Group UK Ltd.
Pitfield, Milton Keynes, MK11 3LW, UK
UKHW012254240726
13966UKWH00004B/1410

9 782011 903747